基础护理学

——任务导向式翻转课堂

JICHUHULIXUE——RENWUDAOXIANGSHIFANZHUANKETANG

主编◎李 艳 湖北医药学院

华中科技大学出版社
http://www.hustp.com
中国·武汉

内 容 简 介

本书介绍的是一种以学生为中心的混合教学模式。课前学生在线自主学习慕课并完成线上任务,课堂上师生一起完成协作研究、互动交流和作业答疑等活动。这种模式将知识传授与知识内化两个阶段颠倒过来了,可满足学生自主学习和个性化学习的需求。

本书包括环境和患者入出院的护理、医院感染的预防与控制、患者的清洁卫生和休息与活动等九讲。

本书适合护理学专业使用。

图书在版编目(CIP)数据

基础护理学:任务导向式翻转课堂/李艳主编.—武汉:华中科技大学出版社,2020.6(2022.8 重印)
ISBN 978-7-5680-5933-6

Ⅰ.①基…　Ⅱ.①李…　Ⅲ.①护理学-医学院校-教材　Ⅳ.①R47

中国版本图书馆 CIP 数据核字(2020)第 090434 号

基础护理学——任务导向式翻转课堂　　　　　　　　　　　　　　　　李　艳　主编
Jichu Hulixue——Renwu Daoxiangshi Fanzhuan Ketang

策划编辑:余　雯
责任编辑:孙基寿
封面设计:原色设计
责任校对:刘　竣
责任监印:周治超
出版发行:华中科技大学出版社(中国·武汉)　　　电话:(027)81321913
　　　　　武汉市东湖新技术开发区华工科技园　　　邮编:430223
录　　排:华中科技大学惠友文印中心
印　　刷:武汉科源印刷设计有限公司
开　　本:787mm×1092mm　1/16
印　　张:10.75　插页:1
字　　数:279 千字
版　　次:2022 年 8 月第 1 版第 2 次印刷
定　　价:42.00 元

　　2019年4月9日,以"识变、应变、求变"为主题的中国慕课大会在北京召开,会上发布的《中国慕课行动宣言》赢得了广泛的共识。目前,我国慕课的数量和应用规模位居世界第一,12500门慕课上线,超过2亿人次在校大学生和社会学习者学习慕课,"基础护理学"慕课就是其中的一种。"基础护理学"慕课是中国医学教育慕课联盟的首批规划课程,于2016年3月在"人卫慕课"网站上线,目前,总选课人数近3万人次。"基础护理学"作为护理专业的专业基础课,能够达到如此规模的学习人数实属不易,这也是该课程受欢迎的一种体现。

　　慕课撬动了课堂教学的改革,翻转课堂、SPOC教学等纷纷兴起,教育者们都在争先恐后地探索教学改革。我们依托慕课,在"基础护理学"课程中开展了翻转课堂,目前已开展4年,取得了很好的效果,逐步形成了任务导向式翻转课堂的教学模式。

　　翻转课堂是一种以学生为中心的混合教学模式,课前学生在线自主学习慕课并完成线上任务,课堂上师生一起完成协作探究、互动交流和作业答疑等活动。这种模式将知识传授与知识内化两个阶段颠倒过来了,可满足学生自主学习和个性化学习的需求。它实现了基于"以学生为中心"的教学理念的转变,颠覆了传统教学组织形式;它以课堂教学平台为核心,在交流互动中解决疑难和内化知识;它有利于学生个性化学习和发展,有利于学生自主学习能力、合作精神和创新意识等的培养。

　　任务导向式翻转课堂是将学习目标分化成各种小任务,以任务为导向设置教学活动,引导学生巩固、内化和运用知识,提高教学效果。同时,培养学生的临床思维能力、运用知识解决复杂问题的能力、交流表达能力、团队合作精神、自主学习和终生学习的能力。

　　翻转课堂的内容来源于教材,又不拘泥于教材。我们着眼于课程中的基本理论和基本知识,结合护理专业培养目标和课程教学目标对翻转内容进行了筛选,将筛选后的翻转内容分成九讲。由于课堂时间有限,我们并未将所有内容纳入翻转课堂中,翻转课堂中未涉及的内容要求学生利用课余时间自学。同时,由于现有教材普遍更新周期较长,为了增加课程的前沿性、时代性和新颖性,翻转课堂中增加了较多更新的知识点和扩展内容。

小组任务和个人任务贯穿整个课程,以任务为引导,丰富多样的教学活动为手段,使翻转课堂活跃又生动,从而激发学生学习的积极性和兴趣,促进学生主动学习,提高学生课堂的参与度和教学效果。

任务导向式翻转课堂以小班为单位开展,每班人数不超过24人,每组人数不超过3人,教师设置的小组任务由学生以小组为单位完成,个人任务由学生独立完成。由于课前学生自主学习的效果直接影响翻转课堂的质量,故每次翻转课堂都在相应内容上线2周后进行,让学生有充足的时间进行线上学习(观看教学视频、完成线上习题、阅读知识扩展内容等)。

小组任务包括小组汇报、小组讨论和小组作业三个部分。

(1) 小组汇报:每次翻转课堂设置2个主题汇报,汇报主题由教师指定,多为教材以外的与教学内容相关的知识,包括该知识点在临床中的运用情况、临床上的新知识和新进展、新的医疗护理政策和法律文件、医疗领域热点新闻事件等。汇报主题提前1~2周由教师通过"超星学习通"向学生发布任务,请汇报小组成员查阅资料,准备好课堂汇报课件,汇报时间为5分钟。汇报结束后,其他同学就汇报内容自由提问,由汇报小组成员负责解答。

(2) 小组讨论:每次翻转课堂至少提供4个案例供学生讨论,讨论内容由教师在翻转课堂上公布,学生以小组为单位自由讨论并整理答案,讨论时间为5分钟。讨论结束后,小组成员自主发表讨论结果,每个案例至少有2个小组进行发言,每次翻转课堂保证每个小组都能够参与讨论,进行结果分享。

(3) 小组作业:每次翻转课堂结束后教师会布置一次小组作业,多为开放式的题目,促使小组成员课后自行查阅资料、讨论,再次巩固和运用知识,并将讨论结果提交给教师,教师给予评价和反馈。

个人任务包括课堂检测、问与答、学生演示及辩论赛等。

(1) 课堂检测:在每次课堂开始前,教师通过"超星学习通"向学生发布课前检测题,让学生现场作答并通过手机客户端提交答案,通过软件即时统计和反馈,可以了解学生的课前预习情况。在课堂讲授过程中,对于重难点内容,通过设置"连连看""知识运用"等环节进行提问,检测学生对重难点知识的掌握情况;在课堂教学结束前,通过"超星学习通"向学生发布课后检测题,以了解学生对本次课程的整体掌握情况。

(2) 问与答:在教师讲解重要知识或者扩展知识的时候,由教师提问,学生自由回答。

(3) 学生演示:由学生演示相关内容,如平时刷牙的方法、各种卧位的摆放、叩背法等,然后由其他学生指出错误之处,最后由教师进行点评总结。

（4）辩论赛：例如，在"临终护理和医疗文件的书写"一讲中设置了一个关于"安乐死"的辩论赛，课前 1 周指定正方和反方，然后让学生自行查阅资料，在课堂上进行一场简短的辩论赛。

运用"超星学习通"，将信息技术全程融入翻转课堂的教学中。课前，通过"超星学习通"推送小组汇报主题、拓展学习资料和时事新闻。课堂中，通过"超星学习通"可以组织学生签到、开展在线抢答、发布课堂检测等。课后，还可通过"超星学习通"与学生交流、讨论、解答疑难问题，发布小组作业和课堂评价问卷。将课堂教学与信息技术结合，优化课堂教学体验，激发学生主动学习的热情，有利于个性化学习和提高教学质量，体现教学形式的先进性和互动性。

本书详细地介绍了"基础护理学"课程任务导向式理论翻转的内容和翻转方法，为正在进行教学改革的教师提供教学实例，帮助更多的教师掌握翻转课堂教学方法，对高校教师开展翻转课堂具有一定的借鉴意义。由此促进教学理念、教学模式和教学方法的改革，加快教育现代化和教育信息化的发展。

本书是我们开展翻转课堂 4 年的经验总结，是"基础护理学"慕课团队共同的智慧结晶。目前，翻转课堂并无统一、固定的模式，我们也在对该模式进行不断的探索，故本书难免有不完善之处，敬请读者批评指正，我们也将在今后的教学改革过程中不断完善任务导向式翻转课堂教学方法。在此感谢"基础护理学"慕课团队的所有成员为开展翻转课堂所付出的努力。

李　艳
湖北医药学院

Contents 目 录

第一讲 环境和患者入出院的护理

第一部分 课前检测

1. 为了保证患者有适当的空间,病床之间的距离不得少于( )。

A. 1 m B. 0.9 m C. 0.8 m D. 0.7 m E. 0.5 m

2. 患者,男,40岁,因脑外伤行气管切开术,此患者最适宜的病房温度为( )。

A. 14~15 ℃ B. 16~17 ℃ C. 18~22 ℃

D. 20~22 ℃ E. 22~24 ℃

3. 患者,男,40岁,因脑外伤行气管切开术,此患者最适宜的病房湿度应为( )。

A. 20%~30% B. 30%~40% C. 40%~50%

D. 50%~60% E. 60%~70%

4. 以下关于通风作用的叙述,正确的是(多选)( )。

A. 刺激皮肤血液循环 B. 降低室内空气污染 C. 增加患者舒适感

D. 降低呼吸疾病发病率 E. 调节室内温度及湿度

5. 危重患者入院时,病区护士首先应( )。

A. 介绍相关规章制度 B. 询问病史 C. 填写各种护理记录单

D. 与营养室联系膳食 E. 立即通知医生积极配合抢救

6. 确定患者护理级别的依据是( )。

A. 病情严重程度 B. 患者的自理能力 C. 病情和(或)自理能力

D. 病情的变化 E. 病情和自理能力的情况

7. 李某,女,64岁,哮喘急性发作入院,呼吸困难。护士应协助患者取( )。

A. 侧卧位 B. 头高足低位 C. 去枕仰卧位

D. 端坐卧位 E. 半坐卧位

8. 中凹卧位要求( )。

A. 头胸部抬高 10°~20°,下肢抬高 10°~20°

B. 头胸部抬高 10°~20°,下肢抬高 20°~30°

C. 头胸部抬高 20°~30°,下肢抬高 20°~30°

D. 头胸部抬高 20°~30°,下肢抬高 30°~40°

E. 头胸部抬高 30°～40°，下肢抬高 30°～40°

9. 王某，女 30 岁，因胎膜早破入院，护士指导患者取头低足高位。这样做的目的是（　　）。

A. 防止羊水流出　　　　　B. 防止出血过多　　　　　C. 利于引产
D. 可以预防感染　　　　　E. 防止脐带脱出

10. 头低足高位要求（　　）。

A. 床尾垫高 15～20 cm　　B. 床尾垫高 15～30 cm　　C. 床尾垫高 20～30 cm
D. 床尾垫高 15～35 cm　　E. 床尾垫高 20～35 cm

课前检测参考答案：1. A；2. C；3. D；4. ABCDE；5. E；6. C；7. D；8. B；9. E；10. B。

第二部分　翻 转 内 容

一、入院程序

【小组任务　角色扮演】"我理解的入院程序"（请两组学生依次模拟入院程序，然后由教师指出问题，由此引入入院程序）。

普通患者的入院程序：①急诊或门诊医生经初步诊断，确定患者需要住院时，由医生签发住院证。②患者或家属持住院证到住院处办理住院手续。③住院处工作人员通知相关病区值班护士根据患者病情做好接纳新患者的准备工作。④住院处护士根据入院患者的病情及身体情况，协助患者进行必要的卫生处置。

【个人任务　问与答】护送患者入病房的方式有哪些？
参考答案：步行、轮椅、平车。

【个人任务　问与答】病区护士接到电话后应该做什么？
参考答案：准备好一些必要的设备，如吸氧装置；将备用床改为暂空床，危重患者在床上加铺橡胶单和中单，急诊手术患者将备用床改为麻醉床。

【个人任务　问与答】患者到达病区后护士应该做什么？
参考答案：热情迎接新患者，进行自我介绍，说明工作职责；带患者到指定的病室和床单位休息，妥善安置患者；通知医生诊查患者；协助患者佩戴腕带标识；进行入院护理评估；介绍与指导（介绍医院规章制度、病区环境等，指导患者留取标本）；填写床头卡或者床尾卡及护士站患者一览表上的诊断卡，填写住院病历和有关护理表格。

【个人任务　问与答】在临床上识别患者身份的方式有哪些呢？
参考答案：腕带（手写或二维码）、床头卡或者床尾卡（手写或者电子）、护士站患者一览表上的诊断卡（手写或者电子）。

【个人任务　问与答】所有患者必须按以上程序提供入院护理吗？

参考答案:不是的。举例:"外科风云(第31集)"急诊科钟主任出意外后的急诊抢救过程。急诊患者的入院护理:①通知医生,做好抢救准备。②准备急救药物和急救设备。③安置好患者,为患者佩戴腕带标识。④入院护理评估,向家属或其他陪同者询问病史。⑤配合救治,密切观察病情变化,做好护理记录。

中国医院协会发布《患者安全目标(2017版)》,第一个目标就是正确识别患者身份。在临床上每天要接受大量的患者,在接受患者时要按照一定的入院程序对患者进行处理,首要的是核对患者,做好标识,腕带必不可少,腕带上的信息必须明确清晰。对于一些特殊情况要有特殊标识。

【小组任务　小组讨论1】

案例:患者无名氏1,男性,"车祸后昏迷"由路人于15:40送入急诊抢救室治疗。患者无名氏2,男性,高楼坠落"颅脑损伤昏迷"于同日15:55由"120"急救车接送入急诊抢救室抢救。入院后,抢救室对两位患者均给予了一系列的抢救措施,包括抽血、查血型、血常规检测等。无名氏2因病情危重送入手术室行急诊手术,在术中拟输血,交叉配血试验时发现与门诊所验血型不符。医院立即对此事进行调查,调查发现:两名患者均为不明身份,抢救室护士按照常规为其佩戴"腕带"作为身份识别的标志,因无法知晓患者详细信息,腕带上均只填写了"无名氏/男",病历记录和检查化验单上也是如此填写的,其他相关信息为空白。当值班护士将血液标本和化验单先后送至检验科化验时,检验技师未能通过有效的信息进行身份核对,将两位患者的化验报告发错。幸亏及时发现,未产生不良影响。

请问:导致此事件发生的原因有哪些? 针对此事件可以给予哪些纠正措施?

参考答案:

1. 事件原因分析:

1) 直接原因:护士对患者身份标识填写不详细,导致患者身份识别困难,差点造成配血错误。

2) 护士对患者身份识别的安全意识不足,对意识不清、身份不明的患者身份标识填写不完善。

(1) 抢救室护士只按照常规为意识不清的患者佩戴"腕带","腕带"标注的信息不全面,"腕带"不能作为有效途径来确认患者身份。

(2) 急诊抢救室护士送检的血标本标签所示内容不详细,不能作为确认患者身份的有效途径。

(3) 急诊抢救室医生所开具的化验申请单所提供的患者信息太简单,给检验科工作人员识别患者身份带来困难。

(4) 检验科工作人员工作责任心不强,对两张相似的化验单未进行仔细辨认,以确认患者的正确身份。

(5) 检验科工作人员在发现异常化验单时,没有及时与急诊抢救室的医务人员进行沟通。

3) 制度缺失和急救流程不完善:科室没有建立对意识不清、身份不明患者的身份识别制度,缺乏详细的标识方法指引,医护人员按工作习惯以无名氏称呼。医院缺乏对身份不明患者的救治细化流程,对于多人同时抢救的身份识别无法正确处理。

2. 纠正措施:

(1) 急诊抢救室医生和护士对两名患者进行身份确认,重新抽血进行血型检测及交叉配血试验,防止出现错误。

（2）科室制定意识不清、身份不明患者的身份标识方法。例如，急诊护士接诊身份不明患者后首先确定无名氏序号，如 A、B、C、D 等，然后给患者戴上腕带并注明：姓名（无名氏＋序号）、性别、来院时间（具体到年、月、日、时、分）、来源地（120 接到的地点或发现患者的第一现场），初步诊断等内容。患者身份得到确认后，换上标有患者正确姓名、性别、年龄等信息的腕带。同时急诊室护士应在急诊病历上做好记录，并通知医生更改患者信息。

（3）医院制定救治身份不明患者的细化流程。例如，细化交接流程，做好登记，详细记录患者的基本病情和随身物品明细，通过所带的资料，如证件、名片、手机所存号码、车票等，联系警务人员负责设法寻找无名氏患者的家属、单位、朋友，尽快识别患者的身份。细化救治通道流程，接诊患者后立即安置抢救室，监测生命体征，评估病情，填写患者病历卡，及时开通绿色通道，合理安排人员护送完善各项检查等，让医务人员在繁忙紧急的抢救过程中，有制度可依，保障医疗护理安全。

二、分级护理

【个人任务 问与答】护士站患者一览表上不同的颜色分别代表了什么？

参考答案：护士站患者一览表上不同的颜色代表了不同的护理级别。红色代表特级护理和一级护理，蓝色代表二级护理，绿色或者不做标记代表三级护理。

【个人任务 问与答】什么是分级护理？

参考答案：分级护理是患者在住院期间，医护人员根据患者病情的轻、重、缓、急以及患者自理能力的评估结果，给予其不同级别的护理，即"分级护理制度"，就是按照卫生健康委员会统一制定的分级护理标准和要求，对不同病情的患者，实施相应的护理和照顾的制度。

【个人任务 问与答】特级护理的适用对象包括哪些？

参考答案：①病情危重，随时可能发生病情变化需要进行监护、抢救的患者。②重症监护患者。③各种复杂或者大手术后患者。④使用呼吸机辅助呼吸，需要严密监护病情的患者。⑤实施连续性肾脏替代治疗（CRRT），并且需要严密监护生命体征的患者。⑥其他有生命危险，并需要严密监护生命体征的患者。

知识拓展

连续性肾脏替代治疗（CRRT）

通过体外循环血液净化方式连续、缓慢清除水及溶质的一种血液净化治疗技术，以替代肾脏功能。相较普通血液透析而言，CRRT 延长了血液净化治疗时间而降低了单位时间的治疗效率，使血液中溶质浓度及容量变化对机体的影响降到最低，CRRT 采用高通透性、生物相容性好的滤器为重症患者的救治提供了极其重要的内稳态平衡。

【个人任务 问与答】特级护理的护理要点有哪些？

参考答案：①安排专人 24 小时护理，严密观察病情变化和生命体征；并及时准确填写特别护理记录单。②根据医嘱，正确实施治疗、用药。③准确测量并记录 24 小时液体出入量。④正确实施基础护理和专科护理，如口腔护理、压疮预防和护理、管道护理等护理措施，实施安全措施。⑤保持患者的舒适和功能体位。⑥实施床旁交接班。

【个人任务　问与答】一级护理的适用对象包括哪些？

参考答案：①病情趋向稳定的重症患者。②手术后或者治疗期间需要严格卧床的患者。③生活完全不能自理且病情不稳定的患者。④生活部分自理，病情随时可能发生变化的患者。如各种大手术后的患者，休克、昏迷、高热、大出血的患者，肝肾功能衰竭的患者以及早产儿等，都属一级护理的适用对象。

【个人任务　问与答】一级护理的护理要点有哪些？

参考答案：①每小时巡视患者，观察患者病情变化。②根据患者病情测量生命体征。③根据医嘱，正确实施治疗、用药措施。④正确实施基础护理和专科护理，实施安全措施。⑤对患者提供适宜的健康指导。

分级护理小结：从特级护理到三级护理，患者的病情越来越轻和稳定。特级护理专人24小时监护，一级护理每小时巡视患者，二级护理每2小时巡视患者，三级护理每3小时巡视患者。一、二、三级护理的其他护理要点基本一样。特级护理还要求：准确测量并记录24小时液体出入量；保持患者的舒适和功能体位；实施床旁交接班。

【小组任务　小组讨论2】

患者，女性，19岁，因"血小板减少性紫癜"入住某院内科。入院后给予一级护理。患者有焦虑表现，下午已预约外院精神科会诊。当晚19：00患者离开病房，晚24：00被发现患者坠亡。护理记录中记载1小时巡视病房一次，病情无特殊。查监控却显示护士2小时巡视病房一次，对该患者不在病房未引起关注。

请问：案例中护士存在什么问题？对你有什么启示？

参考答案：

1. 存在的问题：

（1）病历记载不真实，每2小时巡视一次患者，却1小时做一次护理记录。

（2）护理行为不符合规范，该护士明知道要1小时巡视患者一次，却没有按照护理级别的要求来进行。

（3）该护士的责任心不强。患者有焦虑表现，精神科会诊医生还没有来之前，不对患者进行任何心理护理，发现患者不在病房后也不告诉医生，也不主动联系和寻找患者或者寻求家属的帮助。

2. 启示：从事护理工作一定要有责任心，要严格按照相关要求为患者提供服务。要多站在患者和家属的角度思考问题，对患者的各种表现都要重视，在遇到问题时及时寻求医生的帮助。护士要具有基本的心理护理知识和能力，能够为患者进行一定的心理护理。

【小组任务　小组汇报1】分级诊疗。

要点提示：分级诊疗的概念、目的、基本内容、优势、实施现状等。

分级诊疗制度的建立旨在扭转当前不合理的医疗资源配置格局，解决资源配置不均衡问题，围绕城乡协同医疗卫生服务网络建设，依托广大医院和基层医疗卫生机构，探索合理配置资源、有效盘活存量、提高资源配置使用效率的医疗卫生服务体制架构，实现党和政府为保障人民群众健康所作出的承诺。分级诊疗制度的内涵可概括为16个字，即基层首诊、双向转诊、急慢分治、上下联动。基层首诊就是坚持群众自愿的原则，通过政策引导，鼓励常见病、多发病患者首先到基层医疗卫生机构就诊。双向转诊是指通过完善转诊程序，重点畅通慢性期、恢复期患者向下转诊,逐步实现不同级别和类别医疗机构之间的有序转诊。急慢分治是指通过完善亚急性、慢性病服务体系,将度过急性期患者从三级医院转出,落实各级各类医疗机构急慢病诊疗服务功能。上下联动是指在医疗机构之间建立分工协作机制,促进优质医疗资源纵向流动。建立分级诊疗制度,需实现慢性病、常见病、多发病的基层首诊和转诊,并构建布局合理、层级优化、功能完善、协同联动的城乡医疗卫生服务体系,结合疾病诊疗特点,围绕患者预防、治疗、康复、护理等不同需求提供科学、适宜、连续、高效的诊疗服务。推进分级诊疗制度建设的基本原则是以人为本、群众自愿、统筹城乡、创新机制。

美国医疗体系中的分级诊疗依赖于家庭医生制度,由家庭医生进行初步诊治,然后将患者送到相应的医院,再由护士或医生按照急诊危重指数进行进一步的分诊。英国的医疗体系实行了严格的分级制度,大致来说有三级,一是社区全科诊所,二是综合性全科医院,最后才是以急救和重大疑难疾病为主要业务的教学医院。

【个人任务　问与答】现阶段在中国实施分级诊疗面临哪些困难和问题?

参考答案:基层医院不能满足老百姓的医疗需求,基层医院没人、没药、没技术、没设备。

【小组任务　小组汇报 2】互联网＋医疗。

要点提示:"互联网＋医疗"的概念、由来、功能与优势、发展现状及发展趋势等。"互联网＋医疗"的衍生:精准医疗、个性化医疗、新型医疗服务等。

【个人任务　问与答】你使用过哪些"互联网＋医疗"的产品呢?

要点提示:精准医疗、个性化医疗、微信挂号、交费等。

"分级诊疗"和"互联网＋医疗"是未来医疗发展的趋势,前进的路上总是有很多困难,方法总是比困难多,中国的医疗环境肯定会越来越好。

三、卧位

【个人任务　问与答】图 1-1 中抢救患者时,给患者采用的是什么卧位?

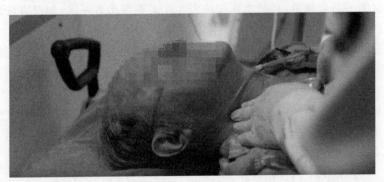

图 1-1　卧位 1

参考答案:去枕仰卧位。

仰卧位又称平卧位。根据患者病情或检查与治疗的需要又分为去枕仰卧位、中凹卧位和屈膝仰卧位。

【个人任务　学生演示】去枕仰卧位。

参考答案:如图 1-2 所示。

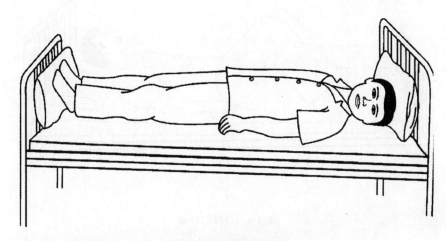

图 1-2　去枕仰卧位

【个人任务　问与答】去枕仰卧位适用于哪些患者？其作用是什么？

参考答案：去枕仰卧位适用于以下患者。①全身麻醉未清醒的患者或昏迷的患者，避免呕吐物误入气管导致窒息或者引发肺部并发症。②椎管内麻醉或脊髓腔穿刺后的患者，预防颅内压降低而引起的头痛。

【个人任务　学生演示】中凹卧位。

参考答案：如图 1-3 所示。

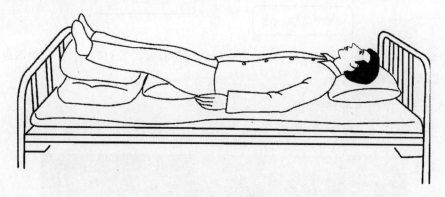

图 1-3　中凹卧位

【个人任务　问与答】中凹卧位适用于哪些患者？其作用是什么？

参考答案：中凹卧位适用于休克患者，又称休克卧位。抬高头胸部，有利于保持气道通畅，改善通气功能，从而改善患者的缺氧症状；抬高下肢，有利于静脉血回流，增加心输出量而缓解休克症状。

【个人任务　学生演示】屈膝仰卧位。

参考答案：如图 1-4。

【个人任务　问与答】屈膝仰卧位适用于哪些患者？其作用是什么？

参考答案：屈膝仰卧位适用于给患者做胸腹部检查或行导尿术、会阴冲洗等操作。可以使患者腹部肌肉放松，便于检查，也能够较好地暴露操作部位，便于护理操作。

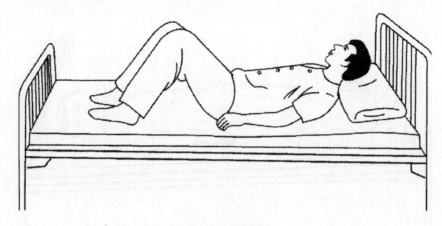

图 1-4 屈膝仰卧位

【个人任务 连连看】将不同情况的患者与应给予的卧位连线起来。

昏迷患者	去枕仰卧位
患者导尿时	中凹卧位
休克患者	屈膝仰卧位
腰椎穿刺术后患者	

参考答案:昏迷患者—去枕仰卧位;患者导尿时—屈膝仰卧位;休克患者—中凹卧位;腰椎穿刺术后患者—去枕仰卧位。

【个人任务 学生演示】侧卧位。

参考答案:如图 1-5 和图 1-6 所示。

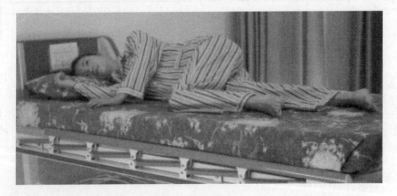

图 1-5 侧卧位 1

【个人任务 问与答】侧卧位适用于哪些患者?其作用是什么?

参考答案:侧卧位适用于灌肠、肛门检查,配合胃镜、肠镜检查等;与平卧位交替使用预防压疮的形成;臀部肌内注射时采用侧卧位时应指导患者上腿伸直,下腿弯曲,使局部肌肉放松。

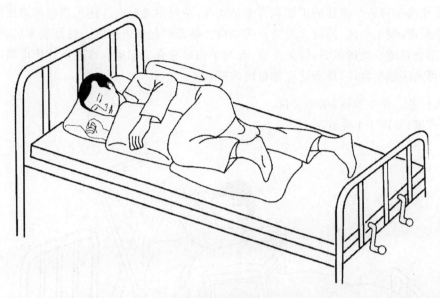

图 1-6 侧卧位 2

【个人任务 学生演示】半坐卧位。

参考答案:如图 1-7 所示。

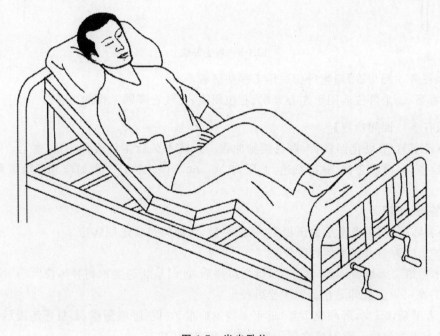

图 1-7 半坐卧位

【个人任务 问与答】半坐卧位适用于哪些患者？其作用是什么？

参考答案:半坐卧位适用于以下患者。①某些面部及颈部手术后的患者,可减少局部出血。②呼吸困难的患者。重力作用使部分血液滞留在下肢和盆腔脏器内,减少静脉回心血量,从而减轻肺部淤血和心脏负担;半坐卧位还可使膈肌下降,减轻腹腔内脏器对心肺的压力,有利于改善呼吸困难的症状。③腹腔、盆腔手术后或有炎症的患者。盆腔腹膜抗感染性强而吸收性弱,半坐卧位可减少炎症的扩散和毒素的吸收,减轻中毒反应。还可使腹腔渗出液流入盆腔,使感染局限,便于引流,同时又可防止感染向上蔓延引起膈下脓肿。腹部手术后,半坐卧位能减轻腹部伤口缝合处的张力,缓解疼痛,有利于伤口愈合。④疾病恢复期体质虚弱的患者在站立位前可先采取半卧位,逐渐适应体位的改变。

【个人任务　学生演示】端坐卧位。

参考答案:如图 1-8 所示。

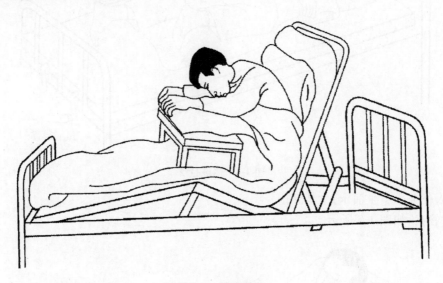

图 1-8　端坐卧位

【个人任务　问与答】端坐卧位适用于哪些患者?

参考答案:端坐卧位适用于左心衰竭、心包积液、支气管哮喘发作的患者。

【个人任务　课间检测】

1. 患者李某,肝硬化伴食管、胃底静脉曲张。入院不久后主诉腹部不适、恶心,继而呕吐大量鲜血。查体:呼吸急促,脉搏细速,血压 60/40 mmHg,出冷汗。此时应立即给患者安置何种卧位?

参考答案:中凹卧位。

2. 患者陈某,阑尾炎术后血压稳定,病情平稳,随即将患者送回病房。

(1)护士应为患者安置何种卧位?

(2)术后第二天患者体温 38.2 ℃,诉切口疼痛,此时应帮患者取何种体位?

参考答案:(1)去枕仰卧位;(2)半坐卧位。

3. 患者王某,65 岁,肝硬化 7 年,近年来胸闷加重、气促、呼吸困难,心脏彩超提示:大量心包积液,马上入院治疗。此时应立即为患者安置何种卧位?

参考答案:端坐卧位。

4. 患者罗某,因慢性细菌性痢疾入院,需行灌肠治疗,此时护士应协助患者采取什么卧位?

参考答案:左侧卧位。

5. 患者陈某,52 岁,因交通意外导致颈椎骨折,右侧面部擦伤,失血约 1000 mL,经救治后病情稳定,现已行颅骨牵引治疗。此时应为患者安置何种卧位?

参考答案:头高足低位。

【个人任务　连连看】请将这三种卧位与对应的患者连接起来。

主动卧位	昏迷患者
被动卧位	骨折牵引患者
被迫卧位	轻度腹泻患者

参考答案:主动卧位—轻度腹泻患者;被动卧位—昏迷患者;被迫卧位—骨折牵引患者。

【小组任务　小组讨论3】

1. 为什么术后要采用去枕仰卧位呢?

2. 所有麻醉术后的患者都需要采用去枕仰卧位吗?

3. 我有颈椎病,术后能垫枕头吗?

参考答案:

1. 麻醉术后采用去枕仰卧位能更好地保持呼吸道通畅,有效防止舌后坠引起的呼吸道梗阻,同时防止呕吐物引起误吸和肺部感染。腰麻患者在腰穿时,脊髓腔中的脑脊液会部分丧失,导致颅内的压力高于脊髓腔内的压力,脑脊液会从颅内流向脊髓腔,术后去枕仰卧位是为了去除重力因素所致的脑脊液流动过快,避免造成低颅内压甚至脑疝。

2. 应根据手术麻醉的方法来区分术后是否需要采用去枕仰卧位。

全麻术后,如果患者回到病房仍然嗜睡,应该采用去枕仰卧位。其他神经阻滞麻醉,包括颈丛、臂丛神经阻滞麻醉、坐骨神经阻滞等,如果使用了镇静药物,术后患者仍然嗜睡,也应该采用去枕仰卧位,目的是避免患者呼吸道不畅而影响呼吸。

硬膜外麻醉不会造成脑脊液漏,现在的腰硬联合麻醉由于器械的改进也不会造成脑脊液漏,这样的手术后如果患者清醒,实际上都不需要采用去枕仰卧位。单纯的硬膜外麻醉手术,如术后患者返回病房时情况稳定,没必要采用去枕仰卧位。如果某些患者在硬膜外麻醉的基础上联合了静脉镇静、镇痛药物强化麻醉等,手术结束时,患者虽然意识清醒,但可能处于嗜睡状态,说明静脉药物还有一定量的残余。这时建议采用去枕仰卧位,以保证良好的通气,必要时还可吸氧;如因为术中药物原因或一些特殊的手术处理、手术部位等原因,造成患者返回病房后出现恶心呕吐,这时也需要采用去枕仰卧,防止误吸引起吸入性肺炎甚至窒息。如果硬膜外麻醉时出现穿透硬脊膜的情况,则必须采用去枕仰卧位,并最好坚持2~3天,且尽量补足液体,否则头痛的并发症是很严重的。

3. 一般来说,如有颈椎病、强直性脊柱炎、脊柱后凸畸形(驼背)的患者,术后不必强制要求采用去枕仰卧位,只需密切观察患者即可。另外,如果手术有特别的要求,则可酌情按病房级别的护理常规处理。

手术后恰当的卧位,不仅有利于治疗,也可适当减轻某些患者的症状。鉴于睡枕平卧是大多数人习惯的舒适卧姿,如无其他特殊要求,术后可给予睡枕。这既可减轻患者对疾病的恐惧心理,也消除家属对此的紧张担心情绪。如果麻醉医生没有特殊说明,一律采用去枕仰卧位也是可以的,只要患者觉得舒适就行。

四、环境

【小组任务　小组讨论4】

作为一名临床护士,你如何给患者提供舒适的环境?

参考答案:

给患者提供良好的物理环境,包括以下几个方面。①空间适宜:每个病区设30～40张病床为宜,每间病室设2～4张病床或单床,病床之间的距离不得少于1米。②温度舒适:一般室温保持在18～22 ℃较为适宜,新生儿及老年患者室温应保持在22～24 ℃。③湿度恰当:以50%～60%为宜。④通风良好:经常通风,每次通风至少超过30分钟。⑤噪声小:尽可能地维持安静的环境,护士在行动与工作时应做到"四轻",即说话轻、走路轻、操作轻、关门轻。⑥光线适量。⑦装饰适宜。

同时要为患者创造一个良好的医院社会环境。①建立良好的护患关系:做到对患者一视同仁、亲切和蔼,工作上严肃认真、一丝不苟,经常站在患者的角度思考问题,引导同病室患者建立良好的关系。②帮助患者尽快熟悉医院规则和医院环境,促进患者早日康复,做到:让患者对其周围环境具有一定的自主权;满足患者的合理需求,尊重探视人员;提供有关信息与健康教育;耐心解释,取得理解;尊重患者的隐私权;鼓励患者自我照顾。

【个人任务　课间检测】

根据图1-9和图1-10中医院的环境,请分析存在的问题,并提出改进措施。

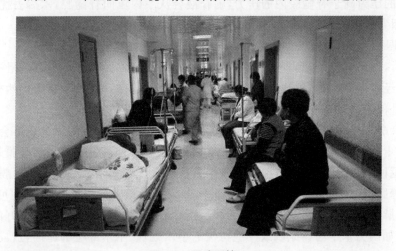

图1-9　医院环境1

参考答案:存在的问题有以下几点。①加床太多,床位间的空间太小,导致病房拥挤,不利于保护患者的隐私。②空气不流通,通风不好。③人多且杂,噪声大。④光线暗,只能依赖人工光源。⑤不利于良好患友之间关系的建立。⑥医生和护士的工作负担加重,不利于改善医患关系和护患关系。

原因分析:患者多,病床少。患者都往大医院挤,分级诊疗实施慢,患者不太信任小医院。最主要的改进措施是全方位地推进分级诊疗的快速实施。

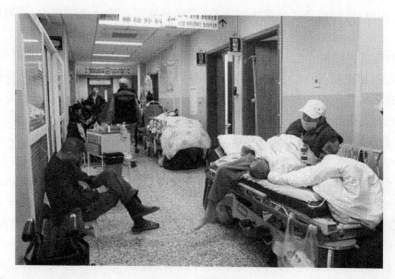

图 1-10 医院环境 2

【小组任务 小组作业】

患者,李琴,女,64 岁,体重 66 kg,退休职工,因腹痛来医院就诊,经医生检查,初步诊断为"急性阑尾炎"需住院治疗。住院后第二天,患者行全麻下腹腔镜阑尾切除术,术后返回病房,检查导尿管、腹腔引流管引流通畅。

请分析:

1. 患者家属办理入院手续的依据是什么?

2. 入院处的护士如何护送患者进入病区?

3. 如果你是患者的责任护士,你需要为患者做哪些入院护理工作?

4. 手术当天,患者床单位应该怎样?为什么?

5. 患者从手术室回病房,应采用哪种搬运法?

6. 手术后,应协助患者采取什么卧位?

7. 手术后当天应给予患者什么级别的护理?该级别护理的要点有哪些?

8. 患者于术后 7 天出院,需要为患者做哪些出院护理工作?

参考答案:

1. 住院证。

2. 轮椅运送或平车运送。

3. (1)主动热情接待患者,向患者做自我介绍及入院介绍,为患者介绍邻床病友及主管医生、病房环境、设施,作息时间、膳食服务、探视陪伴、安全管理等规章制度。

(2)尽快通知责任医生,避免患者等待时间过长。

(3)协助患者佩戴腕带标识,进行入院护理评估。

(4)遵照医嘱指导患者完成标本采集工作,帮助患者预约检查。

(5)了解患者住院期间的需求,积极解答患者疑问,并给予帮助。

(6)完善患者的住院病历和有关护理表格。

4. 准备麻醉床。便于接受和护理麻醉手术后的患者;避免床上用物被污染,便于更换。

5. 四人搬运法。

6. 手术后,协助患者采取去枕仰卧位,避免呕吐物误入气管而引起窒息或者是肺部并发症。手术后 6 小时,可协助患者采取半坐卧位,减轻腹部伤口缝合处的张力,缓解疼痛,促进伤口愈合。

7. 一级护理。护理要点包括:①每小时巡视患者,观察患者病情变化;②根据患者病情测量生命体征;③根据医嘱,正确实施治疗、用药措施;④正确实施基础护理和专科护理,实施安全措施;⑤对患者提供适宜的健康指导。

8. 出院护理工作包括如下几点。

(1) 将出院日期提前通知患者及家属。

(2) 进行出院宣教,例如饮食宣教、药物宣教。

(3) 注意患者的情绪变化,如有异常应进行安慰与鼓励患者,增进其康复信心。

(4) 热情地征求患者对住院期间护理服务的意见,以便不断提高医疗护理质量。

(5) 出院当天应协助患者解除腕带标识,帮助患者及家属清理用物,指导患者或家属办理出院手续,根据患者病情用轮椅、平车或步行护送患者出院。

(6) 医疗护理记录的处理:停掉之前的各种医嘱,撤去"患者一览表"上的诊断卡及床头(尾)卡,在科室的出院患者登记本上进行登记;在体温单上相应出院日期和时间栏内,用红色钢笔纵行填写出院时间;填写患者的出院护理记录单,把整理好的病历交病案室保存。

(7) 病室及床单位的处理:在患者离开病室后,撤去污被服,放入污衣袋,清洗消毒;床旁桌椅用消毒液擦拭;床垫、床褥、棉被、枕芯等放在日光下曝晒 6 小时或用臭氧消毒器消毒。

(8) 准备好备用床,便于迎接新患者。

第三部分　课 后 检 测

1. 患者方某所住的病室室温 30 ℃,相对湿度 75%,此时对患者的影响是(　　　)。

A. 水分蒸发快,散热增加　　　B. 水分蒸发慢,散热增加　　　C. 闷热难受

D. 咽喉疼痛　　　E. 肌肉紧张而产生不安

2. 王女士,60 岁,因喉头阻塞行气管切开,为其安置病室环境时应特别注意(　　　)。

A. 调节温湿度　　B. 保持安静　　C. 加强通风　　D. 合理采光　　E. 适当绿化

3. 在保持医院安静时要做到"四轻",具体是指(　　　)。

A. 说话轻、走路轻、操作轻、关门轻　　　B. 说话轻、走路轻、开门轻、关门轻

C. 说话轻、走路轻、推车轻、关门轻　　　D. 说话轻、开门轻、操作轻、关门轻

E. 走路轻、操作轻、开门轻、关门轻

4. 护士在为患者调整休养环境时,下列哪个是合理的?(　　　)

A. 病室内应定时开窗通风换气,每次 2 小时

B. 气管切开患者,室内相对湿度应为 30%

C. 老弱病残患者室温应保持 37 ℃

D. 婴儿室、产房、手术室温度以 22～24 ℃为宜

E. 白天医院病区较理想的噪音强度在 40～45 dB

5. 王某,女,32 岁,车祸后大出血休克,护士应给予患者的护理级别是( )。

A. 特级护理　　B. 一级护理　　C. 二级护理　　D. 三级护理　　E. 四级护理

6. 特级护理要求护士巡视患者的时间为( )。

A. 每半小时巡视一次　　　　B. 每小时巡视一次　　　　C. 每 2 小时巡视一次

D. 每 3 小时巡视一次　　　　E. 24 小时专人护理

7. 脊髓腔穿刺后,护士应协助患者采取( )。

A. 去枕仰卧位　B. 屈膝仰卧位　C. 中凹卧位　　D. 侧卧位　　E. 俯卧位

8. 需要采用被迫卧位的患者是( )。

A. 轻症患者　　　　　　B. 支气管哮喘发作患者　　　　C. 昏迷患者

D. 极度衰弱患者　　　　E. 阑尾手术前患者

9. 王某,女 30 岁,因胎膜早破入院,护士指导患者取头低足高位,这样做的目的是( )。

A. 防止羊水流出　　　　B. 防止出血过多　　　　C. 利于引产

D. 可以预防感染　　　　E. 防止脐带脱出

10. 半坐卧位的适用范围包括(多选)( )。

A. 胸部创伤的患者　　　　B. 面部手术后的患者　　　　C. 腹腔有炎症的患者

D. 腹部手术后的患者　　　　E. 重度心包积液患者

课后检测参考答案:1. C;2. A;3. A;4. D;5. A;6. E;7. A;8. B;9. E;10. ABCD。

附件1:国务院办公厅关于推进分级诊疗制度建设的指导意见

国办发〔2015〕70 号

各省、自治区、直辖市人民政府,国务院各部委、各直属机构:

建立分级诊疗制度,是合理配置医疗资源、促进基本医疗卫生服务均等化的重要举措,是深化医药卫生体制改革、建立中国特色基本医疗卫生制度的重要内容,对于促进医药卫生事业长远健康发展、提高人民健康水平、保障和改善民生具有重要意义。为贯彻落实《中共中央关于全面深化改革若干重大问题的决定》和《中共中央 国务院关于深化医药卫生体制改革的意见》精神,指导各地推进分级诊疗制度建设,经国务院同意,现提出如下意见。

一、总体要求

(一)指导思想。全面贯彻党的十八大和十八届二中、三中、四中全会精神,认真落实党中央、国务院决策部署,立足我国经济社会和医药卫生事业发展实际,遵循医学科学规律,按照以人为本、群众自愿、统筹城乡、创新机制的原则,以提高基层医疗服务能力为重点,以常见病、多发病、慢性病分级诊疗为突破口,完善服务网络、运行机制和激励机制,引导优质医疗资源下沉,形成科学合理就医秩序,逐步建立符合国情的分级诊疗制度,切实促进基本医疗卫生服务的公平可及。

(二)目标任务

到 2017 年,分级诊疗政策体系逐步完善,医疗卫生机构分工协作机制基本形成,优质医疗资源有序有效下沉,以全科医生为重点的基层医疗卫生人才队伍建设得到加强,医疗资源利用效率和整体效益进一步提高,基层医疗卫生机构诊疗量占总诊疗量比例明显提升,就医秩序更加合理规范。

到2020年，分级诊疗服务能力全面提升，保障机制逐步健全，布局合理、规模适当、层级优化、职责明晰、功能完善、富有效率的医疗服务体系基本构建，基层首诊、双向转诊、急慢分治、上下联动的分级诊疗模式逐步形成，基本建立符合国情的分级诊疗制度。

　　——基层首诊。坚持群众自愿、政策引导，鼓励并逐步规范常见病、多发病患者首先到基层医疗卫生机构就诊，对于超出基层医疗卫生机构功能定位和服务能力的疾病，由基层医疗卫生机构为患者提供转诊服务。

　　——双向转诊。坚持科学就医、方便群众、提高效率，完善双向转诊程序，建立健全转诊指导目录，重点畅通慢性期、恢复期患者向下转诊渠道，逐步实现不同级别、不同类别医疗机构之间的有序转诊。

　　——急慢分治。明确和落实各级各类医疗机构急慢病诊疗服务功能，完善治疗—康复—长期护理服务链，为患者提供科学、适宜、连续性的诊疗服务。急危重症患者可以直接到二级以上医院就诊。

　　——上下联动。引导不同级别、不同类别医疗机构建立目标明确、权责清晰的分工协作机制，以促进优质医疗资源下沉为重点，推动医疗资源合理配置和纵向流动。

　　二、以强基层为重点完善分级诊疗服务体系

　　（一）明确各级各类医疗机构诊疗服务功能定位。城市三级医院主要提供急危重症和疑难复杂疾病的诊疗服务。城市三级中医医院充分利用中医药（含民族医药，下同）技术方法和现代科学技术，提供急危重症和疑难复杂疾病的中医诊疗服务和中医优势病种的中医门诊诊疗服务。城市二级医院主要接收三级医院转诊的急性病恢复期患者、术后恢复期患者及危重症稳定期患者。县级医院主要提供县域内常见病、多发病诊疗，以及急危重症患者抢救和疑难复杂疾病向上转诊服务。基层医疗卫生机构和康复医院、护理院等（以下统称慢性病医疗机构）为诊断明确、病情稳定的慢性病患者、康复期患者、老年病患者、晚期肿瘤患者等提供治疗、康复、护理服务。

　　（二）加强基层医疗卫生人才队伍建设。通过基层在岗医师转岗培训、全科医生定向培养、提升基层在岗医师学历层次等方式，多渠道培养全科医生，逐步向全科医生规范化培养过渡，实现城乡每万名居民有2～3名合格的全科医生。加强全科医生规范化培养基地建设和管理，规范培养内容和方法，提高全科医生的基本医疗和公共卫生服务能力，发挥全科医生的居民健康"守门人"作用。建立全科医生激励机制，在绩效工资分配、岗位设置、教育培训等方面向全科医生倾斜。加强康复治疗师、护理人员等专业人员培养，满足人民群众多层次、多样化健康服务需求。

　　（三）大力提高基层医疗卫生服务能力。通过政府举办或购买服务等方式，科学布局基层医疗卫生机构，合理划分服务区域，加强标准化建设，实现城乡居民全覆盖。通过组建医疗联合体、对口支援、医师多点执业等方式，鼓励城市二级以上医院医师到基层医疗卫生机构多点执业，或者定期出诊、巡诊，提高基层服务能力。合理确定基层医疗卫生机构配备使用药品品种和数量，加强二级以上医院与基层医疗卫生机构用药衔接，满足患者需求。强化乡镇卫生院基本医疗服务功能，提升急诊抢救、二级以下常规手术、正常分娩、高危孕产妇筛查、儿科等医疗服务能力。大力推进社会办医，简化个体行医准入审批程序，鼓励符合条件的医师开办个体诊所，就地就近为基层群众服务。提升基层医疗卫生机构中医药服务能力和医疗康复服务能力，加强中医药特色诊疗区建设，推广中医药综合服务模式，充分发挥中医药在常见病、多发病和慢性病防治中的作用。在民族地区要充分发挥少数民族医药在服务各族群众中的特殊作用。

（四）全面提升县级公立医院综合能力。根据服务人口、疾病谱、诊疗需求等因素，合理确定县级公立医院数量和规模。按照"填平补齐"原则，加强县级公立医院临床专科建设，重点加强县域内常见病、多发病相关专业，以及传染病、精神病、急诊急救、重症医学、肾脏内科（血液透析）、妇产科、儿科、中医、康复等临床专科建设，提升县级公立医院综合服务能力。在具备能力和保障安全的前提下，适当放开县级公立医院医疗技术临床应用限制。县级中医医院同时重点加强内科、外科、妇科、儿科、针灸、推拿、骨伤、肿瘤等中医特色专科和临床薄弱专科、医技科室建设，提高中医优势病种诊疗能力和综合服务能力。通过上述措施，将县域内就诊率提高到90%左右，基本实现大病不出县。

（五）整合推进区域医疗资源共享。整合二级以上医院现有的检查检验、消毒供应中心等资源，向基层医疗卫生机构和慢性病医疗机构开放。探索设置独立的区域医学检验机构、病理诊断机构、医学影像检查机构、消毒供应机构和血液净化机构，实现区域资源共享。加强医疗质量控制，推进同级医疗机构间以及医疗机构与独立检查检验机构间检查检验结果互认。

（六）加快推进医疗卫生信息化建设。加快全民健康保障信息化工程建设，建立区域性医疗卫生信息平台，实现电子健康档案和电子病历的连续记录以及不同级别、不同类别医疗机构之间的信息共享，确保转诊信息畅通。提升远程医疗服务能力，利用信息化手段促进医疗资源纵向流动，提高优质医疗资源可及性和医疗服务整体效率，鼓励二、三级医院向基层医疗卫生机构提供远程会诊、远程病理诊断、远程影像诊断、远程心电图诊断、远程培训等服务，鼓励有条件的地方探索"基层检查、上级诊断"的有效模式。促进跨地域、跨机构就诊信息共享。发展基于互联网的医疗卫生服务，充分发挥互联网、大数据等信息技术手段在分级诊疗中的作用。

三、建立健全分级诊疗保障机制

（一）完善医疗资源合理配置机制。强化区域卫生规划和医疗机构设置规划在医疗资源配置方面的引导和约束作用。制定不同级别、不同类别医疗机构服务能力标准，通过行政管理、财政投入、绩效考核、医保支付等激励约束措施，引导各级各类医疗机构落实功能定位。重点控制三级综合医院数量和规模，建立以病种结构、服务辐射范围、功能任务完成情况、人才培养、工作效率为核心的公立医院床位调控机制，严控医院床位规模不合理扩张。三级医院重点发挥在医学科学、技术创新和人才培养等方面的引领作用，逐步减少常见病、多发病复诊和诊断明确、病情稳定的慢性病等普通门诊，分流慢性病患者，缩短平均住院日，提高运行效率。对基层中医药服务能力不足及薄弱地区的中医医院应区别对待。支持慢性病医疗机构发展，鼓励医疗资源丰富地区的部分二级医院转型为慢性病医疗机构。

（二）建立基层签约服务制度。通过政策引导，推进居民或家庭自愿与签约医生团队签订服务协议。签约医生团队由二级以上医院医师与基层医疗卫生机构的医务人员组成，探索个体诊所开展签约服务。签约服务以老年人、慢性病和严重精神障碍患者、孕产妇、儿童、残疾人等为重点人群，逐步扩展到普通人群。明确签约服务内容和签约条件，确定双方责任、权利、义务及其他有关事项。根据服务半径和服务人口，合理划分签约医生团队责任区域，实行网格化管理。签约医生团队负责提供约定的基本医疗、公共卫生和健康管理服务。规范签约服务收费，完善签约服务激励约束机制。签约服务费用主要由医保基金、签约居民付费和基本公共卫生服务经费等渠道解决。签约医生或签约医生团队向签约居民提供约定的基本医疗卫生服务，除按规定收取签约服务费外，不得另行收取其他费用。探索提供差异性服务、分类签约、有偿签约等多种签约服务形式，满足居民多层次服务需求。慢性病患者可以由签约医生开具慢性病长期药品处方,探索多种形式满足患者用药需求。

(三)推进医保支付制度改革。按照分级诊疗工作要求,及时调整完善医保政策。发挥各类医疗保险对医疗服务供需双方的引导作用和对医疗费用的控制作用。推进医保支付方式改革,强化医保基金收支预算,建立以按病种付费为主,按人头付费、按服务单元付费等复合型付费方式,探索基层医疗卫生机构慢性病患者按人头打包付费。继续完善居民医保门诊统筹等相关政策。完善不同级别医疗机构的医保差异化支付政策,适当提高基层医疗卫生机构医保支付比例,对符合规定的转诊住院患者可以连续计算起付线,促进患者有序流动。将符合条件的基层医疗卫生机构和慢性病医疗机构按规定纳入基本医疗保险定点范围。

(四)健全医疗服务价格形成机制。合理制定和调整医疗服务价格,对医疗机构落实功能定位、患者合理选择就医机构形成有效的激励引导。根据价格总体水平调控情况,按照总量控制、结构调整、有升有降、逐步到位的原则,在降低药品和医用耗材费用、大型医用设备检查治疗价格的基础上,提高体现医务人员技术劳务价值的项目价格。理顺医疗服务比价关系,建立医疗服务价格动态调整机制。

(五)建立完善利益分配机制。通过改革医保支付方式、加强费用控制等手段,引导二级以上医院向下转诊诊断明确、病情稳定的慢性病患者,主动承担疑难复杂疾病患者诊疗服务。完善基层医疗卫生机构绩效工资分配机制,向签约服务的医务人员倾斜。

(六)构建医疗卫生机构分工协作机制。以提升基层医疗卫生服务能力为导向,以业务、技术、管理、资产等为纽带,探索建立包括医疗联合体、对口支援在内的多种分工协作模式,完善管理运行机制。上级医院对转诊患者提供优先接诊、优先检查、优先住院等服务。鼓励上级医院出具药物治疗方案,在下级医院或者基层医疗卫生机构实施治疗。对需要住院治疗的急危重症患者、手术患者,通过制定和落实入、出院标准和双向转诊原则,实现各级医疗机构之间的顺畅转诊。基层医疗卫生机构可以与二级以上医院、慢性病医疗机构等协同,为慢性病、老年病等患者提供老年护理、家庭护理、社区护理、互助护理、家庭病床、医疗康复等服务。充分发挥不同举办主体医疗机构在分工协作机制中的作用。

四、组织实施

(一)加强组织领导。分级诊疗工作涉及面广、政策性强,具有长期性和复杂性,地方各级政府和相关部门要本着坚持不懈、持之以恒的原则,切实加强组织领导,将其作为核心任务纳入深化医药卫生体制改革工作的总体安排,建立相关协调机制,明确任务分工,结合本地实际,研究制定切实可行的实施方案。

(二)明确部门职责。卫生计生行政部门(含中医药管理部门)要加强对医疗机构规划、设置、审批和医疗服务行为的监管,明确双向转诊制度,优化转诊流程,牵头制定常见疾病入、出院和双向转诊标准,完善新型农村合作医疗制度支付政策,指导相关学(协)会制定完善相关疾病诊疗指南和临床路径。发展改革(价格)部门要完善医药价格政策,落实分级定价措施。人力资源社会保障部门要加强监管,完善医保支付政策,推进医保支付方式改革,完善绩效工资分配机制。财政部门要落实财政补助政策。其他有关部门要按照职责分工,及时出台配套政策,抓好贯彻落实。

(三)稳妥推进试点。地方各级政府要坚持从实际出发,因地制宜,以多种形式推进分级诊疗试点工作。2015年,所有公立医院改革试点城市和综合医改试点省份都要开展分级诊疗试点,鼓励有条件的省(区、市)增加分级诊疗试点地区。以高血压、糖尿病、肿瘤、心脑血管疾病等慢性病为突破口,开展分级诊疗试点工作,2015年重点做好高血压、糖尿病分级诊疗试点工作。探索结核病等慢性传染病分级诊疗和患者综合管理服务模式。国家卫生计生委要会同有关部门对分级诊疗试点工作进行指导,及时总结经验并通报进展情况。

（四）强化宣传引导。开展针对行政管理人员和医务人员的政策培训,把建立分级诊疗制度作为履行社会责任、促进事业发展的必然要求,进一步统一思想、凝聚共识,增强主动性,提高积极性。充分发挥公共媒体作用,广泛宣传疾病防治知识,促进患者树立科学就医理念,提高科学就医能力,合理选择就诊医疗机构。加强对基层医疗卫生机构服务能力提升和分级诊疗工作的宣传,引导群众提高对基层医疗卫生机构和分级诊疗的认知度和认可度,改变就医观念和习惯,就近、优先选择基层医疗卫生机构就诊。

附件2:中国医院协会患者安全目标(2017版)

目标一　正确识别患者身份
目标二　强化手术安全核查
目标三　确保用药安全
目标四　减少医院相关性感染
目标五　落实临床"危急值"管理制度
目标六　加强医务人员有效沟通
目标七　防范与减少意外伤害
目标八　鼓励患者参与患者安全
目标九　主动报告患者安全事件
目标十　加强医学装备及信息系统安全管理

目标一　正确识别患者身份
（一）严格执行查对制度,确保对正确的患者实施正确的操作和治疗。患者由至少两种标识认定,如姓名、病案号、出生日期等,但不包括患者的床号或房间号。不得采用条码扫描等信息识别技术作为唯一识别方法。
（二）在输血时采用双人核对来识别患者的身份。
（三）对手术、传染病、药物过敏、精神病、意识障碍、语言障碍等特殊患者应有身份识别标识(如腕带、床头卡、指纹等)。
目标二　强化手术安全核查
（一）择期手术须在完成各项术前检查与评估工作后,方可下达手术医嘱。
（二）由实施手术的医生标记手术部位,标记时应该在患者清醒和知晓的情况下进行。规范手术部位识别制度与工作流程。
（三）建立手术安全核查及手术风险评估的制度和流程,切实落实世界卫生组织手术安全核对表,并提供必需的保障与有效的监管措施。
（四）围手术期预防性抗菌药物选择与使用符合规范。
目标三　确保用药安全
（一）规范药品管理程序,对高浓度电解质、易混淆(听似、看似)药品有严格的储存、识别与使用的要求。
（二）严格执行麻醉药品、精神药品、放射性药品、肿瘤化疗药品、医疗用毒性药品及药品类易制毒化学品等特殊药品的使用与管理规范。

（三）规范临床用药医嘱的开具、审核、查对、执行制度及流程。

（四）制定并执行药物重整制度及流程。

目标四　减少医院相关性感染

（一）落实手卫生规范，为执行手卫生提供必需的保障和有效的监管措施。

（二）医护人员在无菌临床操作过程中应严格遵循无菌操作规范，确保临床操作的安全性。

（三）有预防多重耐药菌感染的措施和抗菌药物合理应用规范，尽可能降低医院相关感染的风险。

（四）使用合格的无菌医疗器械。有创操作的环境消毒应遵循医院感染控制的基本要求。

（五）落实医院感染监测指标体系并持续改进。

（六）严格执行各种废弃物的处理流程。

目标五　落实临床"危急值"管理制度

（一）明确临床"危急值"报告制度，规范并落实操作流程。

（二）根据医院实际情况，明确"危急值"报告项目与范围，如临床检验至少应包括血钙、血钾、血糖、血气、白细胞计数、血小板计数、凝血酶原时间、活化部分凝血活酶时间等及其他涉及患者生命指征变化需要即刻干预的指标。

（三）定期监测评估"危急值"报告执行情况。

目标六　加强医务人员有效沟通

（一）合理配置人力资源，关注医务人员的劳动强度，确保诊疗安全。

（二）建立规范化信息沟通交接程序，并建立相关监管制度，确保交接程序的正确执行。

（三）确保沟通过程中信息的正确、完整与及时性。

（四）规范并严格执行重要检查（验）结果和诊断过程的口头、电话和书面交接流程。

（五）强调跨专业协作，为医务人员提供多种沟通方式和渠道，提升团队合作能力，倡导多学科诊疗模式。

目标七　防范与减少意外伤害

（一）加强高风险人群管理，制定重大医疗风险应急预案。

（二）评估有跌倒、坠床、压力性损伤（压疮）等风险的高危患者，采取有效措施防止意外伤害的发生。

（三）落实跌倒、坠床、压力性损伤等意外事件报告制度、处理预案与工作流程。

（四）加强对患者及家属关于跌倒、坠床、压力性损伤等的健康教育。

目标八　鼓励患者参与患者安全

（一）加强医务人员与患者及家属的有效沟通。

（二）为患者提供多种参与医疗照护过程的方式与途径。

（三）为医务人员和患者提供相关培训，鼓励患者参与医疗过程。

（四）注重保护患者隐私。

目标九　主动报告患者安全事件

（一）领导班子重视，定期听取患者安全工作汇报，采取有效措施，着力改善患者安全。

（二）建立医院安全事件报告平台，提供有效、便捷的报告途径，鼓励医务人员全员参与，自愿、主动报告患者安全事件、近似错误和安全隐患，同时医院应制定强制性报告事项。

（三）对报告的安全事件进行收集、归类、分析、反馈。对严重事件有根本原因分析和改进措施,落实并反馈结果。

（四）建立医疗风险评估体系,采用系统脆弱性分析工具,针对医院存在的薄弱环节,主动采取积极的防范措施。

（五）加强患者安全教育与培训,倡导从错误中学习,构建患者安全文化。

（六）加强对医务人员暴力伤害的防范。

目标十　加强医学装备及信息系统安全管理

（一）建立医学装备安全管理与监管制度,遵从安全操作使用流程,加强对装备警报的管理。完善医学装备维护和故障的及时上报、维修流程。

（二）建立医学装备安全使用的培训制度,为医务人员提供相关培训,确保设备仪器操作的正确性和安全性。

（三）规范临床实验室的安全管理制度,完善标本采集、检测、报告的安全操作流程,建立相关监管制度,确保临床实验室及标本的安全。

（四）落实医院信息系统安全管理与监管制度。

第二讲　医院感染的预防与控制

第一部分　课前检测

1. 医院感染的主要对象是（　　）。

A. 探视者　　　B. 陪护者　　　C. 住院患者　　　D. 急诊患者　　　E. 门诊患者

2. 下列哪项不属于医院感染？（　　）

A. 无明确潜伏期的感染，入院 48 小时后发生的感染

B. 本次感染直接与上次住院有关

C. 在原有感染基础上出现其他部位新的感染

D. 患者原有的慢性感染在医院内急性发作

E. 有明确潜伏期的感染，住院周期超过平均潜伏期后发生的感染

3. 能杀灭所有微生物以及细菌的方法是（　　）。

A. 清洁　　　B. 消毒　　　C. 灭菌　　　D. 抑菌　　　E. 抗菌

4. 下列哪项不能使用压力蒸汽灭菌法灭菌？（　　）

A. 玻璃制品　　　B. 一次性手套　　　C. 纱布　　　D. 手术器械　　　E. 凡士林

5. 关于煮沸消毒法，正确的是（　　）。

A. 煮沸 10 分钟可杀灭多数细菌芽胞

B. 物品需全部浸入水中，相同的容器应重叠放在一起

C. 水中加入亚硝酸钠可提高杀菌效果

D. 橡胶类物品在冷水中或温水中放入

E. 中途加入其他物品，需等再次水沸后才开始计时

6. 紫外线不能用于下列哪种物体的消毒？（　　）

A. 空气消毒　　　　　　B. 物体表面消毒　　　　　　C. 液体消毒

D. 被褥消毒　　　　　　E. 空腔导管内部的消毒

7. 预防性消毒不包括下列哪项？（　　）

A. 医院的医疗器械灭菌　　　　　　B. 诊疗用品的消毒

C. 餐具的消毒　　　　　　　　　　D. 一般患者住院期间和出院后进行的消毒

E. 乙肝患者出院后的消毒

8. 下列哪项是无菌物品或者无菌区？（　　　）

A. 医生办公室　　　　　　B. 护士站　　　　　　　C.一次性注射器

D. 使用后的治疗碗　　　　E. 药房

9. 关于无菌操作的原则，下列哪项错误？（　　　）

A. 无菌物品按失效期先后顺序摆放与使用

B. 取、放无菌物品时，应面向无菌区

C. 无菌物品一经取出，即使未使用，也不可放回无菌容器内

D. 手臂应保持在腰部或治疗台面以上，不可放于腰部以下，治疗台面以下

E. 无菌操作前 10 分钟应停止清扫、减少走动、避免尘埃飞扬

10. 接触传播的隔离病室使用哪种颜色的隔离标志？（　　　）

A. 红色　　　　B. 蓝色　　　　C. 橙色　　　　D. 粉色　　　　E. 黑色

课前检测参考答案：1. C；2. D；3. C；4. E；5. E；6. E；7. E；8. C；9. E；10. B。

第二部分　翻 转 内 容

一、医院感染

【小组任务　小组汇报 1】SARS

要点提示：SARS 的病因、流行情况、主要传播途径，在我国的流行情况，造成了多少人员死亡，包括多少医护人员，控制疾病的传播采取了哪些措施等。

【个人任务　问与答】SARS 暴发期间，为什么导致那么多医护人员被传染呢？

参考答案：在 SARS 暴发初期对疾病认识不够，对医院感染暴发缺乏警惕，采取的预防隔离措施和自我保护措施不当等。

【小组任务　小组汇报 2】埃博拉

要点提示：埃博拉的病因、流行情况、主要传播途径，造成了多少人员死亡，涉及多少医护人员，控制疾病的传播采取了哪些措施等。

【个人任务　问与答】中国在帮助西非国家控制埃博拉的过程中作出了哪些贡献？

参考答案：2014 年西非部分国家暴发埃博拉疫情以来，中国政府立即作出决定，全力援助非洲疫区国家抗击疫情。中国对包括塞拉利昂、利比里亚、几内亚三国在内的有关非洲国家实施了 4 轮总金额多达 7.5 亿元人民币的紧急人道主义援助并及时落实到位，是累计提供援助医疗物资最多的国家。此外，中国还派出医护工作者超过 1000 人次，并在非洲 9 个国家培训了 1.3 万名当地医护人员。除了第一时间向疫区支援物资和医护工作者外，中国还率先投入试验性药物和疫苗；在疫情之后，中国还参与了非洲疾控中心等公共卫生防控体系建设，如支持中非医院开展示范合作、加强专业科室建设等。

【个人任务　问与答】SARS 和埃博拉疫情涉及预防与控制医院感染中的哪些内容？

参考答案：主要的是医院感染和隔离技术。

【个人任务　问与答】什么是医院感染呢？

参考答案：医院感染又称医院获得性感染或者医院内感染。广义地讲，任何人在医院活动期间由于遭受病原体侵袭而引起的诊断明确的感染或疾病，均称为医院感染。狭义医院感染的定义为住院患者在医院内获得的感染，包括在住院期间发生的感染和在医院内获得出院后发生的感染，但不包括入院前已开始或者入院时已处于潜伏期的感染。

【个人任务　问与答】"任何人"包括哪些人群呢？

参考答案："任何人"包括门诊患者、急诊患者、陪护人员、探视人员及其他流动人员，还有医务人员。但是这些人员在医院内停留时间相对短暂，常常难以确定其感染是否来自医院，所以医院感染的对象主要为住院患者。

【个人任务　问与答】埃博拉病毒潜伏期可达2～21天，但通常为5～10天，如果甲患者在住院21天后出现了埃博拉的临床症状，请问甲患者的感染是否属于医院感染？

参考答案：甲患者的感染属于医院感染。因为甲患者感染的埃博拉病毒是在医院获得的。为什么能够确定甲患者感染的埃博拉病毒是在医院获得的呢？如果甲患者感染的埃博拉病毒不是在医院内获得的，他在入院前已处于埃博拉潜伏期，那么他就会在入院后少于21天的时间内出现埃博拉的临床症状。

【个人任务　问与答】乙患者，入院2天后出现了埃博拉的临床症状，请问乙患者的感染是否属于医院感染？

参考答案：乙患者的感染不属于医院感染。因为乙患者感染的埃博拉病毒是在医院外获得的，在入院时已处于潜伏期，所以不属于医院感染。

【个人任务　问与答】在SARS和埃博拉暴发期间，除了患者和家属外，还有一类常见的感染人群，是谁呢？

参考答案：医生和护士，也就是医务人员。医务人员在医院内获得的感染也属于医院感染。

【个人任务　问与答】在医疗机构或其科室的患者中，短时间内发生3例以上同种同源感染病例的现象称为医院感染暴发。那么，SARS和埃博拉属于医院感染暴发吗？

参考答案：当然属于。

【个人任务　问与答】医院感染按照病原体的来源分为内源性感染和外源性感染，按病原体种类分为细菌感染、真菌感染、病毒感染、支原体感染等。那么，SARS和埃博拉属于哪一种感染呢？

参考答案：两者都属于外源性感染、病毒感染。

【个人任务　问与答】发生医院感染暴发时，医院该如何做呢？

参考答案：某院制定的医院感染暴发报告与处置流程(图2-1)。

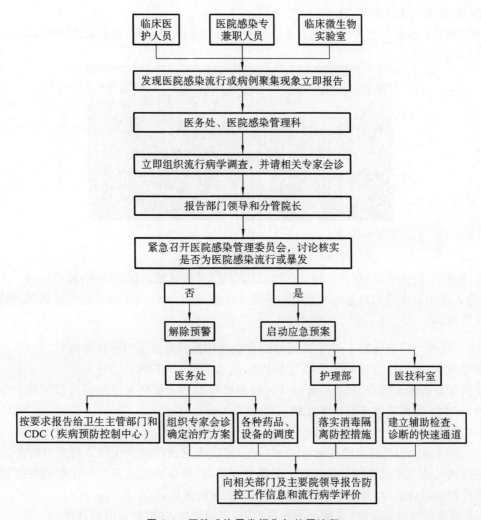

图 2-1　医院感染暴发报告与处置流程

二、隔离技术

SARS 和埃博拉等传染病来势汹汹,给人类的生存和发展带来了很大的威胁,但是当人们了解这种传染病的传播与预防措施后,在科学的医学干预下,最终都会战胜这些传染病。在预防与控制这些传染病的过程中,隔离技术起到了举足轻重的作用。没有隔离技术,这些可怕的传染病的危害会更大。医务人员是发生医院感染的一大人群,如果以后再有类似 SARS 和埃博拉之类的传染病暴发,作为护士的你是否会感到害怕呢?你知道如何自我防护,如何指导患者和家属预防吗?在有效控制和预防各种传染病的过程中都需要使用隔离技术。

隔离技术的目的是切断感染链,将传染源、高度易感人群安置在指定地点,暂时避免和周围人群接触,防止病原微生物在患者、工作人员及媒介物等中扩散。

主要应在标准预防的基础上实施两大类隔离措施:一是基于传染源特点切断疾病传播途径的隔离,二是基于保护易感人群的隔离。

学习隔离技术,首先是要弄清楚隔离工作区域的划分,包括清洁区、潜在污染区、污染区、两通道、缓冲间、负压病区、标准预防。

【小组任务　小组讨论1】

结合图2-2(彩图1)思考:哪些地方是清洁区、潜在污染区、污染区、两通道、缓冲间、负压病区?

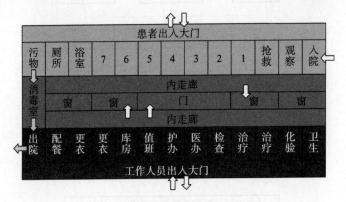

图 2-2　隔离区域

参考答案:①清洁区:绿色区域。②潜在污染区:黄色区域。③污染区:粉色区域。④两通道:工作人员出入大门和患者出入大门的通道。⑤缓冲间:两个内走廊。⑥负压病区:污染区,即粉色区域。

【个人任务　问与答】SARS 主要通过哪种途径传播? 应该采用哪种隔离?

参考答案:主要通过空气传播和飞沫传播,应该采用空气隔离。

空气传播的隔离与预防,是对经空气传播的呼吸道传染疾病采取的隔离与预防。在标准预防的基础上,隔离措施还有以下几种。

(1) 隔离病室使用黄色隔离标志。

(2) 相同病原引起感染的患者可同居一室,通向走道的门窗须关闭。有条件时尽量使隔离病室远离其他病室或使用负压病室。无条件收治时,应尽快转送至有条件收治呼吸道传染病的医疗机构进行治疗,并注意转运过程中医务人员的防护。

(3) 当患者病情允许时,应戴医用外科口罩,定期更换,并限制其活动范围。

(4) 严格空气消毒。

(5) 医务人员严格按照区域流程,在不同的区域穿戴不同的防护用品,离开时按要求摘脱,并正确处理使用后物品。

(6) 进入确诊或可疑传染病患者房间时,应戴帽子、医用防护口罩;进行可能产生喷溅的诊疗操作时,应戴防护目镜或防护面罩,穿防护服,当接触患者及其血液、体液、分泌物、排泄物等物质时应戴手套。

【个人任务　问与答】从图 2-3 中可以发现与空气隔离措施有关的哪些信息?

参考答案:患者可能患了需要严密隔离的疾病或者是需要采用严密保护性隔离的患者,患者居住单间。

【个人任务　问与答】如果图 2-4 中的患者是一名 SARS 患者,图片中反映的隔离措施存在哪些问题?

参考答案:窗户应该关闭,不能打开,患者最好住负压病室。

【个人任务　问与答】图 2-5 中体现了空气传播的哪些隔离措施?

参考答案:转运可经空气传播疾病的患者时,应加强防护,防止感染医务人员和对环境、空

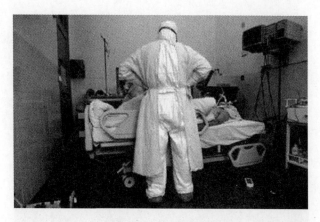

图 2-3　隔离措施 1

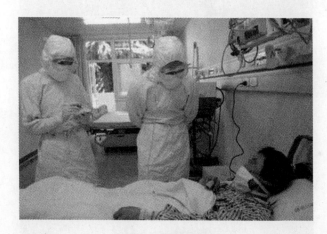

图 2-4　隔离措施 2

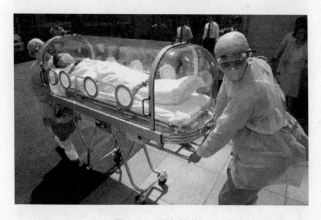

图 2-5　隔离措施 3

气造成污染,防止感染其他人员。

　　【个人任务　问与答】图 2-6 至图 2-8 分别体现了空气传播的哪些隔离措施?

　　参考答案:隔离区域划分要明确,工作人员在进入空气隔离区域之前必须按照要求做好防护,戴防护目镜或防护面罩,穿防护服,戴手套。加强自我保护是防止疾病传播必不可少的措施。

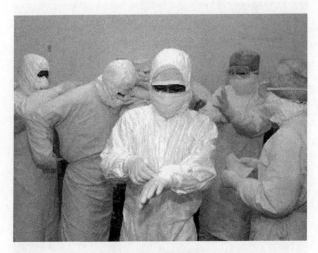

图 2-6　隔离措施 4

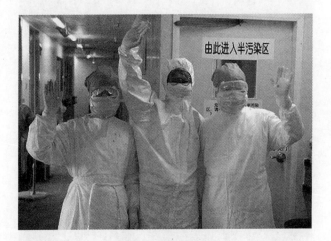

图 2-7　隔离措施 5

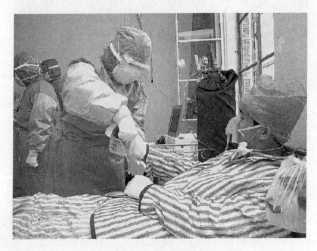

图 2-8　隔离措施 6

【个人任务　问与答】图 2-9 体现了空气传播的哪些隔离措施?

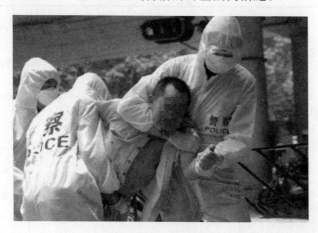

图 2-9　隔离措施 7

参考答案:图 2-9 展示的是对烈性传染病疑似感染患者或者患者进行强制隔离。这是保障社会安全的必要手段,这时候就需要警察参与,当然,警察也要做好自我保护。

所以说医务人员和警察都是最可爱的人,在有危险的时候、人们需要他们的时候,总是不顾个人和家庭的安危奋斗在第一线。我们也要为自己从事这个职业而感到自豪。

【个人任务　问与答】埃博拉主要通过哪种途径传播?应该采用哪种隔离?

参考答案:主要通过接触传播疾病,采用接触传播的隔离与预防。

接触传播的隔离与预防,是对确诊或疑似感染了经接触传播疾病的患者采取的隔离与预防。在标准预防的基础上,隔离措施还有以下几种。

(1)隔离病室使用蓝色隔离标志。

(2)限制患者的活动范围,根据感染疾病类型确定入住单人隔离室,还是同病种感染者同室隔离。原则上禁止探陪,探视者需要进入隔离室时,应采取相应的隔离措施。

(3)减少患者的转运,如需要转运时,应采取有效措施,减少对其他患者、医务人员和环境的污染。

(4)进入隔离室前必须戴好口罩、帽子,进行可能污染工作服的操作时,应穿隔离衣;离开病室前,脱下隔离衣,按要求悬挂,每天更换清洗与消毒;或使用一次性隔离衣,用后按医疗废物管理要求进行处置。接触甲类传染病应按要求穿脱、处置防护服。医务人员的分级防护要求见表 2-1。

表 2-1　医务人员的分级防护要求

防护级别	使用情况	防护用品									
		外科口罩	医用防护口罩	防护面罩或防护目镜	手卫生	乳胶手套	工作服	隔离衣	防护服	工作帽	鞋套
一般防护	普通门(急)诊、普通病房医务人员	＋	－	－	＋	±	＋	－	－		

防护级别	使用情况	防护用品									
		外科口罩	医用防护口罩	防护面罩或防护目镜	手卫生	乳胶手套	工作服	隔离衣	防护服	工作帽	鞋套
一级防护	发热门诊与感染疾病科医务人员	+	—	—	+	+	+	+	—	+	—
二级防护	进入疑似或确诊经空气传播疾病患者安置地或为患者提供一般诊疗操作	—	+	±	+	+	+	±★	±★	+	+
三级防护	为疑似或确诊患者进行会产生气溶胶的操作时	—	+	+	+	+	+	—	+	+	+

注:"+"为应穿戴的防护用品,"—"为不需穿戴的防护用品,"±"为根据工作需要穿戴的防护用品,"±★"为二级防护级别中,根据医疗机构的实际条件,选择穿隔离衣或防护服。

(5) 接触隔离患者的血液、体液、分泌物、排泄物等物质时,应戴手套;离开隔离病室前、接触污染物品后应脱下手套,洗手和(或)消毒手。手上有伤口时应戴双层手套。

(6) 患者接触过的一切物品,如被单、衣物、换药器械等均应先灭菌,然后再进行清洁、消毒、灭菌。被患者污染的敷料应装袋标记后焚烧处理。

其他传播途径疾病的隔离与预防,应根据疾病的特性,采取相应的隔离与预防措施。通过多种传播途径传播的感染性疾病应联合应用多种隔离预防措施。

【个人任务　问与答】什么是保护性隔离? 保护性隔离适用于哪些患者?

参考答案:保护性隔离指以保护易感人群作为制定措施的主要依据而采取的隔离,也称反向隔离。适用于抵抗力低下或极易感染的患者,如早产儿,严重烧伤、白血病、器官移植及免疫缺陷患者等。

【个人任务　问与答】保护性隔离的隔离措施有哪些?

参考答案:保护性隔离的主要措施如下。

(1) 设专用隔离室:患者应住单间病室隔离,室外悬挂明显的隔离标志。病室内空气应保持正压通风,定时换气;地面、家具等均应每天严格消毒。

(2) 进出隔离室要求:凡进入病室的人员应穿戴灭菌后的隔离衣、帽子、口罩、手套及拖鞋;未经消毒处理的物品不可带入隔离区域;接触患者前后及护理另一位患者前均应洗手。

(3) 污物处理:患者的引流物、排泄物、被其血液及体液污染的物品,应及时分装密闭,标记后送指定地点。

(4) 探陪要求:凡患呼吸道疾病者或咽部带菌者,包括工作人员均应避免接触患者;原则上不予探视,探视者在进入隔离室时应采取相应的隔离措施。

医院感染的预防与控制是预防与控制各种传染病的必要手段,重点是"预防为主,及时发现,及时汇报,及时处理"。

【个人任务 问与答】隔离的患者在什么情况下可以解除隔离?

参考答案:传染性分泌物三次培养结果均为阴性或已过隔离期,医生开出医嘱后,方可解除隔离。

【个人任务 问与答】如何做好隔离的终末消毒处理?

参考答案:对出院、转科或死亡患者及其所住病室、所用物品及医疗器械等进行的消毒处理,包括患者的终末处理、病室及物品的终末处理。患者的终末处理:患者出院或转科前应沐浴,换上清洁衣服,个人用物须消毒后才能带离隔离区;如患者死亡,衣物原则上一律焚烧,尸体须用中效以上消毒剂进行消毒处理,并用浸透消毒液的棉球填塞各个孔道,一次性尸单包裹后装入尸袋内密封再送太平间。病室及物品的终末处理:均应经过消毒处理后才能再次使用。

【小组任务 小组讨论2】

某心脏重症监护病房(CCU)额定床位7张,当天住院患者8人,4例患者先后出现发热、寒战等症状,立即遵医嘱做血常规、血细菌培养等检测,同时追查4名患者的用药情况,发现均使用诺和灵胰岛素极化液,报告科主任和院内感染管理科,次日血培养结果显示4例患者均为"黏质沙雷菌"感染。

请问:导致此事件发生的原因有哪些?针对此事件应采取哪些纠正措施?

参考答案:

1. 事件原因分析:

(1) 直接原因是监护室内环境污染。

(2) 监护室内有加床,空间拥挤,床距不足。

(3) 室内清洁卫生不到位,空调清洁消毒效果不好或未按时进行清洁消毒,空气中有飘絮物。

(4) 由于监护室内加床,护理人力不足,忽视了消毒隔离和院内感染控制,物品、操作区域及床单位消毒不到位或未按要求消毒。

(5) 4名患者使用同一种药物,而该药物每支剂量较大,在实际操作中可能存在一支药品多次抽吸、超时使用、未按规定保存等现象,导致患者使用了污染的药品。

2. 纠正措施:

(1) 暂停使用CCU,进行全面消毒。

(2) 4名感染患者住一室,或每个患者单独住单间,不能与其他患者同住,防止交叉感染。4名未感染患者隔离观察,判断是否有患者已被感染而正处于潜伏期,待确定未感染后才可解除隔离。

(3) 停止使用已开瓶的可疑药品(诺和灵胰岛素极化液),严禁一支药品多个患者使用或超时使用。

(4) 组织全科护理人员学习医院感染知识,对本次医院感染事件进行深入分析,找出CCU内在消毒隔离的管理、治疗操作等存在的问题,并制定整改措施。

(5) 临床护理工作中严格执行无菌操作。

知识拓展

黏质沙雷菌是正常存在于人体中的最小细菌,泌尿道和呼吸道是重要的储菌部位,儿童的胃肠道也可储存。在机体免疫功能低下时能引起肺炎、败血症、脑膜炎以及各类感染,且对多种抗生素耐药。近年来由黏质沙雷菌所致的院内感染,尤其是引起的伤口感染有上升趋势,有引起心脏外科、儿科病房暴发流行的报道。

三、清洁、消毒、灭菌

【个人任务　问与答】图 2-10 在做什么?

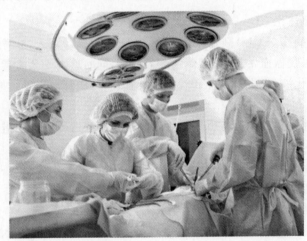

图 2-10　手术 1

参考答案:手术。

【个人任务　问与答】一台成功的手术需要哪些要素?

参考答案:手术室、医护人员、各种器械、药物、精湛的医术、无菌技术,还需要患者的配合。

任何一台看似简单的手术都需要精心的准备。一台手术结束后,医护人员要立即整理手术室,为下一台手术做准备。在手术室的准备过程中需要使用清洁、消毒、灭菌知识与技术。要做以下工作。①清洁:清除地面上的污物,并对地面进行消毒。②消毒:用消毒剂擦拭手术室各种器械和其他设施。③物品表面的消毒:可采用擦拭、熏蒸、紫外线照射等方法消毒。④手术用品的清洁、消毒和灭菌。⑤手术室空气消毒:可以采用层流通风法使空气净化。如果下一台手术是为传染病患者做手术,还需要提前将手术需要使用的一些不便于消毒的大型设备用保护套保护起来,如图 2-11 所示。

普通患者污染的可重复使用的诊疗器械、器具和物品,应与一次性使用物品分开放置;可重复使用的应直接置于封闭容器内,由消毒供应中心回收、清洗消毒与灭菌;一次性使用物品不得重复使用。消毒灭菌的方法有很多种,要根据物品的特性选择合适的消毒灭菌方法。

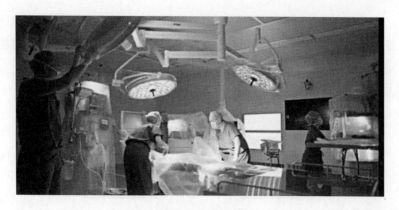

图 2-11 手术 2

知识拓展

一把手术刀"切"了许多人，看它如何成功"洗白"

一把手术刀从污到洁，要闯 22 道关才能重获"上岗"资格。消毒中心的工作人员将手术刀在流动水下冲洗掉肉眼可见的血迹或污渍，然后超声洗涤 5 分钟，再在加酶溶液中浸泡 5～10 分钟。洗后的手术刀被置入巨型洗碗机形状的全自动多舱清洗机中。手术器械在里面被消毒水浸淋，被油喷雾，被高温烘干，再自动进行预洗、清洗、超声、漂洗、干燥润滑等处理后出机。出机后再密封包装，压力蒸汽灭菌。通过图 2-12 可以看到，每个治疗碗都独立地密封包装，摆放整齐，然后送入高压蒸汽灭菌室进行灭菌，灭菌合格后方可再次投入使用。

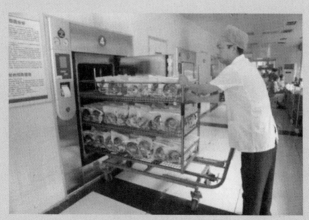

图 2-12 消毒

【个人任务 问与答】压力蒸汽灭菌后进行灭菌效果监测的方法有哪些？

参考答案：灭菌后的物品，检验合格后即为无菌物品，以压力蒸汽灭菌法为例，灭菌效果监测的方法有三种。①物理监测法：每次灭菌应用 150 ℃或 200 ℃的留点温度计连续监测并记录灭菌时的温度、压力和时间等参数。②化学监测法：通过观察化学指示物颜色的变化判定是否达到灭菌效果。③生物监测法：使用标准生物测试包对灭菌质量进行生物监测，每周监测

1次。

【个人任务 连连看】医院内的污物应分类收集,请将不同的污物与相应的垃圾袋或锐器盒连接起来。

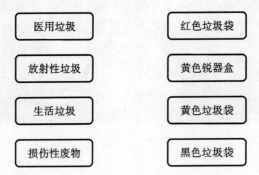

参考答案:黑色垃圾袋装生活垃圾,黄色垃圾袋装医用垃圾,红色垃圾袋装放射性垃圾,损伤性废物置于医疗废物专用的黄色锐器盒内。

【小组任务 小组讨论3】

某院感染科人员在手术室工作检查中,发现无菌物品间内已启用的一个批次无菌纱块小包装外灭菌标识变色效果远远浅于标准比色板,未达到标准要求。检查者立即启动不合格灭菌物品应急预案,停用、回收该批次纱块,追溯使用了该批次纱块的患者共22例,直至患者治愈出院,无一例出现伤口感染征象。

请问:导致此事件发生的原因有哪些?针对此事件可以给予哪些纠正措施?

参考答案:

1. 事件原因分析:

1) 各环节工作人员未按照工作标准要求,落实岗位职责。

(1) 进货验收:设备管理部门与消毒供应中心在入库验收环节未严格按入库标准逐项检查,在随机抽查小包装物品环节未发现灭菌标识变色不符合要求。

(2) 配送:消毒供应中心人员在拆除外包装、进入一次性无菌物品发放室环节及发放环节均未再次抽检小包装物品质量。

(3) 接收:科室接收人员仅清点物品种类、数量,而未按要求对产品有效性进行查验。

(4) 使用者:使用前未按规定核查所有相关项目。

2) 监管部门对各岗位人员职责落实情况监管不力,培训不够,工作人员对一次性无菌物品灭菌效果监测意识淡薄。

3) 生产厂家的灭菌过程与灭菌效果监测程序失效。

2. 纠正措施:

(1) 立即通知手术室、消毒供应室等相关科室立即停止使用并召回该物品,封存、登记同批次产品。

(2) 追溯已使用产品部门与患者信息,建立档案,密切观察。

(3) 填写不良事件报告表并上报,及时进行分析、改进,设法配送相应替代物品,并及时报告所在地药品监督管理部门。

(4) 核查该批次产品相关证件及检测报告,检查该生产厂家提供的其他一次性无菌物品状况。

(5) 通知厂家分析整改,退回并暂停使用该厂家供应的所有一次性无菌物品。

四、无菌技术

手术时都要使用无菌技术,待手术室环境、手术需要使用的无菌物品及患者都准备好后,就可以开始一台新的手术了。手术前,医务人员需要先用七步洗手法洗手,然后进行外科手消毒,去除手上的绝大多数细菌。再穿手术衣、戴无菌手套。还需要利用无菌技术进行其他术前准备,如打开无菌包,建立无菌区域,清点、整理无菌包内的物品等。

要想正确使用无菌技术,必须熟练掌握无菌技术操作,掌握无菌技术操作的基础是掌握无菌技术的概念和操作原则。

【个人任务 问与答】什么是无菌技术?

参考答案:无菌技术是指在执行医疗、护理操作过程中,防止一切微生物侵入人体和防止无菌物品、无菌区域被污染的技术。要领会无菌技术的概念还必须弄清楚无菌区、非无菌区、无菌物品的概念。①无菌区是指经灭菌处理且未被污染的区域。②非无菌区是指未经灭菌处理或虽经灭菌处理又被污染的区域。未经灭菌处理的区域,如医生办公室、护士站、药房等。③无菌物品指通过物理或化学方法灭菌后保持无菌状态的物品。

【个人任务 问与答】无菌技术的操作原则包括哪些内容?

参考答案:无菌技术的操作原则包括以下三个方面:操作前的准备;无菌物品的管理;操作过程中的无菌观念。

1. 操作前的准备 包括环境准备和操作者的准备。

(1) 操作环境应清洁、宽敞、明亮、定期消毒;无菌操作前半小时应停止清扫、减少走动、避免尘埃飞扬。

(2) 操作台应清洁、干燥、平坦,物品布局合理。

(3) 无菌操作前,工作人员应衣帽整洁,洗手,戴口罩,必要时修剪指甲,穿无菌衣、戴无菌手套。

2. 无菌物品的管理 包括以下四点。

(1) 存放环境:温度低于 24 ℃,相对湿度<70%,距地面、屋顶、墙壁一定的距离,防止污染。

(2) 标识清楚:无菌包或无菌容器外需标明物品名称、灭菌日期;无菌物品和非无菌物品应分开放置,并有明显标志。

(3) 使用有序:无菌物品按失效期先后顺序摆放与使用;必须在有效期内使用,可疑污染、污染或过期应重新灭菌。

(4) 无菌物品的有效期:医疗器械厂家提供的一次性无菌物品在包装完好的情况下,以包装上的有效期为准。纺织品材料包装的无菌物品,有效期为 14 天。非纺织品材料包装的无菌物品,有效期一般为 7 天。医用一次性纸包装的无菌物品,有效期为 1 个月。一次性纸塑袋或硬质容器包装的无菌物品,有效期一般为 6 个月。

3. 操作过程中的无菌观念。

(1) 明确相关概念,非无菌物品远离无菌区。

(2) 操作者身体应与无菌区保持一定距离,以 2 个拳头的距离为宜。

(3) 取、放无菌物品时,应面向无菌区。

（4）取用无菌物品时应用无菌持物钳。

（5）无菌物品一经取出，即使未使用，也不可放回无菌容器内。

（6）手臂应保持在腰部或治疗台面以上，不可放于腰部以下，治疗台面以下。不可跨越无菌区，手不可接触无菌物品。

（7）避免面对无菌区谈笑、咳嗽、打喷嚏。如果在做无菌操作时需要咳嗽或打喷嚏应该后退半步，转身，转头，在咳嗽或打完喷嚏后再还原继续进行无菌操作。

（8）物品疑有污染或已被污染，应予更换。

（9）一套无菌物品只供一位患者使用一次。

【个人任务　学生演示】夹取无菌纱块。

要点提示：学生演示夹取无菌纱块，然后由其他学生指出错误，最后由教师更正与总结，巩固操作中无菌观念的相关知识。

【个人任务　看图找错误】找出图2-13中存在的医学错误。

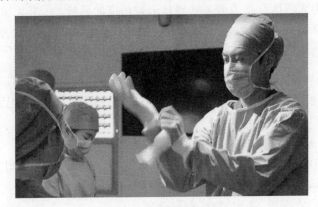

图2-13　看图找错误1

参考答案：①医生未戴手套的左手不能触碰右手上无菌手套的外面。②医生左手拿手套的方法错误，容易污染无菌手套。

【个人任务　看图找错误】找出图2-14中存在的医学错误。

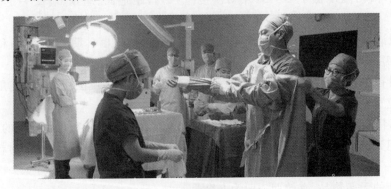

图2-14　看图找错误2

参考答案：①医生未戴无菌手套的手不能直接接触手术衣的外面。②已戴好无菌手套的手在拿取另一双无菌手套时不能接触手套的内面。

【个人任务　问与答】如何区分预防性消毒和疫源性消毒？请举例说明。

参考答案:根据有无明确感染源,医院消毒分为预防性消毒和疫源性消毒。①预防性消毒:在未发现明确感染源的情况下,为预防感染的发生对可能受到病原微生物污染的物品和场所进行消毒。预防性消毒的核心是预防,是对可能受到病原微生物污染的物品和场所进行消毒。如医院的医疗器械灭菌,诊疗用品的消毒,餐具的消毒和一般患者住院期间和出院后进行的消毒等。②疫源性消毒:对医院内存在的或曾经存在的感染性疾病传染源的场所进行的消毒,包括随时消毒和终末消毒。随时消毒是指对医院存在的疫源地内的传染源在住院期间进行的病室或床边消毒,随时杀灭或清除由感染源排出的病原微生物。终末消毒是指传染源离开疫源地后进行的彻底消毒。如医院内的感染患者出院、转院或死亡后对其住过的病室及污染物品进行的消毒。

【个人任务　问与答】无菌观念在生活中的哪些地方得到了体现与运用?

参考答案:①生活用品不与他人交叉使用。②真空包装的食品漏气后不能再食用。③端碗或水杯时,手不能接触碗或一次性水杯的边缘及内面。④食堂的工作人员在给学生打餐时,戴上专用口罩,避免说话时口水喷入饭菜内。

【小组任务　小组作业】

新闻内容:2017 年也门暴发了霍乱,2 个月内有约 1400 人死亡,21.8 万多例感染。在那之前,世界卫生组织(简称世卫组织)总干事陈冯富珍和联合国儿童基金会(简称儿基会)执行主任安东尼·雷克曾在世卫组织网站上发表联合声明,称:"也门疑似霍乱感染者平均每天增加 5000 例。我们正面临着世界上最严重的霍乱。"据联合国网站消息,联合国儿基会也表示,也门霍乱疫情严重,已有 21.8 万多疑似病例,其中一半为儿童。那么也门暴发的霍乱会蔓延到别的国家吗? 这个无法估计。世卫组织数据显示,也门境内 2017 年 4 月底开始暴发霍乱,大部分集中在萨那、哈杰和荷台达等胡塞武装控制的北部。截至 2017 年 6 月至少有 760 万人生活在疫区,其中 300 万人为流离失所者,这些人因长期营养不良而成为霍乱易感人群。

请你运用所学知识帮助也门政府制定预防和控制霍乱的措施。

参考答案:可以采取的护理措施如下。

1. 管理传染源

(1) 霍乱患者和疑似霍乱患者隔离治疗,对密切接触者进行粪检和预防性服药。

(2) 加强检测和腹泻监测,做到"逢泻必登,逢疑必检"。

(3) 制定严格的工作制度和消毒隔离制度,做好隔离区域和患者的随时消毒和终末消毒。

2. 切断传播途径

(1) 对患者和疑似患者的排泄物进行严格消毒。

(2) 做好"三管一灭":管好饮食、管好水源、管好粪便、消灭苍蝇。确保饮食和饮水安全。

3. 保护易感人群　改善社区的生活环境,加强对疫区群众的救济和帮助,为其提供健康卫生的饮食和饮水。尤其加强对老人、儿童、免疫力和抵抗力低下者的保护,可以接种霍乱疫苗。

4. 疾病宣传,科普预防霍乱的知识　广泛开展卫生宣传教育,进行霍乱疾病预防的知识普及,增强群众的卫生防病意识,提高群众的自我保护意识。如提倡多喝热开水,不吃半生的蔬菜瓜果,饭前便后洗手,养成良好的生活习惯。

5. 建立完善的防控体系,加强霍乱感染管理与监控　政府应制定完善的霍乱防控体系,改善基础卫生设施,做到预防与控制同步进行,加强病情监控。

第三部分　课后检测

1. 下列哪项不属于医院感染？（　　　）

A. 某患者入院 2 天后出现了埃博拉的临床症状

B. H7N9 禽流感平均潜伏期 7 天，某患者住院 10 天后发生了 H7N9

C. 甲肝患者住院治疗，但住院 1 周后发生了肺部支原体感染

D. 无明确潜伏期的感染，入院 48 小时后发生的感染

E. 本次感染直接与上次住院有关

2. 下列哪项不是外源性感染的感染源？（　　　）

A. 污染的血液制品　　　　B. 污染的医疗器械　　　　C. 病原菌携带者

D. 患者自身的常居菌　　　　E. 患者

3. 下列哪项属于内源性感染？（　　　）

A. 不正规的输血使患者感染乙肝

B. 手术后手术切口感染

C. 某护士参与 HIV 患者的抢救后感染的 HIV

D. 某患者化疗后局部皮肤出现炎症反应

E. 器官移植后使用免疫抑制剂的患者，出现肠道菌群失调

4. 关于压力蒸汽灭菌法的注意事项，下列哪项描述错误？（　　　）

A. 从灭菌器卸载取出的物品冷却时间应超过 30 分钟，温度降至室温时才能移动

B. 灭菌后的无菌包系带松散后直接系好即可使用

C. 快速压力蒸汽灭菌后的物品 4 小时内使用，不能储存

D. 每批次应检查灭菌是否合格

E. 灭菌包每包内放置化学指示物

5. 关于紫外线灯管的描述，下列哪项错误？（　　　）

A. 使用时间超过 1000 小时，需更换灯管

B. 普通 30 W 直管新灯辐照强度应不低于 90 μW/cm^2

C. 使用中辐照强度应不低于 70 μW/cm^2

D. 30 W 高强度紫外线新灯的辐照强度应不低于 180 μW/cm^2

E. 紫外线灯管可以一直使用

6. 关于预防性消毒的描述，下列哪项错误？（　　　）

A. 甲肝患者转院后的消毒

B. 诊疗用品的消毒

C. 一般患者住院期间和出院后进行的消毒

D. 预防性消毒是对可能受到病原微生物污染的物品和场所进行的消毒

E. 核心是预防

7. 患者,男,19 岁,左下肢外伤后,未得到正确处理而导致破伤风。为该患者左下肢伤口更换敷料后,其敷料处理方法是(　　)。

    A. 过氧乙酸浸泡后清洗　　　　　　　　B. 日光下暴晒后清洗

    C. 丢入医用垃圾袋后再集中处理　　　　D. 高压灭菌后再清洗

    E. 送焚烧炉焚烧

8. 关于操作过程中的无菌观念,下列哪项错误?(　　)

    A. 操作者身体应与无菌区保持一定距离

    B. 避免面对无菌区谈笑、咳嗽、打喷嚏

    C. 物品疑有污染或已被污染,应予更换

    D. 一套无菌物品可供一位患者使用 2~3 次

    E. 手臂应保持在腰部或治疗台面以上

9. 传染性分泌物培养结果几次均为阴性或已度过隔离期,医生开出医嘱后方可解除隔离?(　　)

    A. 2 次　　　　B. 3 次　　　　C. 4 次　　　　D. 5 次　　　　E. 6 次

10. 保护性隔离的措施中,下列哪项错误?(　　)

    A. 病室内应保持正压通风,定时换气

    B. 地面、家具等均应每天严格消毒

    C. 未经消毒处理的物品不可带出隔离区域

    D. 探视者需要进入隔离室时应采取相应的隔离措施

    E. 接触患者前后及护理另一位患者前均应洗手

课后检测参考答案:1. A;2. D;3. E;4. B;5. E;6. A;7. E;8. D;9. B;10. C。

附件 1:医院感染暴发报告及处置管理规范

第一章　总　　则

第一条　为规范医院感染暴发报告的管理,提高医院感染暴发处置能力,最大限度地降低医院感染对患者造成的危害,保障医疗安全,根据《医院感染管理办法》,制定本规范。

第二条　本规范适用于各级各类医院,其他医疗机构发生的医源性感染暴发的报告及处置工作依照本规范管理。

第三条　医院感染暴发报告范围,包括疑似医院感染暴发和医院感染暴发。

第四条　医院感染暴发报告管理遵循属地管理、分级报告的原则。

第五条　卫生部和国家中医药管理局负责全国医院感染暴发报告及处置的管理工作。

县级及以上地方卫生、中医药行政部门负责本辖区内的医院感染暴发报告及处置的管理工作。

第二章　组织管理

第六条　医院应当建立医院感染暴发报告管理责任制,明确法定代表人为第一责任人,制订并落实医院感染暴发报告的规章制度、工作程序和处置工作预案,有效控制医院感染暴发。

第七条　医院应当明确医院感染管理委员会、医院感染管理部门、医院感染管理专(兼)职人员及相关部门医务人员在医院感染暴发报告及处置工作中的职责,做到分工明确,反应快速,管理规范。

第八条　县级及以上地方卫生、中医药行政部门应当建立并完善医院感染暴发报告及处置管理的工作程序,提高医院感染暴发的防控和处置水平。

第九条　卫生部和国家中医药管理局负责组织对重大医院感染暴发事件进行调查和业务指导。

各级卫生、中医药行政部门负责组织对本辖区内的医院感染暴发事件进行调查和业务指导。

第三章　报告程序

第十条　医院发现以下情形时,应当于12小时内向所在地县级卫生行政部门报告,并同时向所在地疾病预防控制机构报告。

（一）5例以上疑似医院感染暴发;

（二）3例以上医院感染暴发。

第十一条　县级卫生行政部门接到报告后,应当于24小时内逐级上报至省级卫生行政部门。

第十二条　省级卫生行政部门接到报告后组织专家进行调查,确认发生以下情形的,应当于24小时内上报至卫生部。

（一）5例以上医院感染暴发;

（二）由于医院感染暴发直接导致患者死亡;

（三）由于医院感染暴发导致3人以上人身损害后果。

中医医院(含中西医结合医院、民族医医院)发生医院感染暴发的,省级卫生行政部门应当会同省级中医药管理部门共同组织专家进行调查,确认发生以上情形的,省级中医药管理部门应当向国家中医药管理局报告。

第十三条　医院发生以下情形时,应当按照《国家突发公共卫生事件相关信息报告管理工作规范(试行)》的要求,在2小时内向所在地县级卫生行政部门报告,并同时向所在地疾病预防控制机构报告。所在地的县级卫生行政部门确认后,应当在2小时内逐级上报至省级卫生行政部门。省级卫生行政部门进行调查,确认发生以下情形的,应当在2小时内上报至卫生部。

（一）10例以上的医院感染暴发;

（二）发生特殊病原体或者新发病原体的医院感染;

（三）可能造成重大公共影响或者严重后果的医院感染。

中医医院(含中西医结合医院、民族医医院)发生上述情形时,省级中医药管理部门应当向国家中医药管理局报告。

第十四条　省级卫生行政部门和省级中医药管理部门上报卫生部和国家中医药管理局的医院感染暴发信息,内容包括:医院感染暴发发生的时间和地点、感染初步诊断、累计感染人数、感染者目前健康状况、感染者主要临床症候群、疑似或者确认病原体、感染源、感染途径及事件原因分析、相关危险因素主要检测结果、采取的控制措施、事件结果及下一步整改工作情况等。

省级卫生行政部门可以根据本规范要求,结合实际制订本辖区内的各级各类医院上报医院感染暴发信息的具体要求。

第四章　处置工作

第十五条　医院发生疑似医院感染暴发或者医院感染暴发,应当及时采取有效处理措施,控制感染源,切断传播途径,积极实施医疗救治,保障医疗安全。

第十六条　医院发生疑似或者确认医院感染暴发时,应当及时开展现场流行病学调查、环境卫生学检测以及有关的标本采集、病原学检查等工作。

第十七条　县级及以上地方卫生行政部门接到报告后,应当及时组织有关专家指导医院开展医院感染暴发的医疗救治及调查处置工作,提供相应的技术支持。

卫生部接到报告后,可以根据实际需要组织有关专家提供技术支持,降低医院感染对患者的危害。

第十八条　各级卫生、中医药行政部门应当加强医院感染暴发报告和处置能力建设,加强人员相关知识、技能的培训,提高其医院感染暴发报告和处置水平。

第五章　质量管理

第十九条　省级卫生、中医药行政部门可以委托医院感染管理质量控制中心,开展本辖区内医院感染管理工作及医院感染暴发报告和处置工作的质量管理。

第二十条　各级卫生行政部门及医院感染管理质量控制中心应当对本辖区内的医院感染管理工作及医院感染暴发的报告、处置工作进行质量评估和检查指导。

第二十一条　医院应当对医院感染暴发的调查处置工作予以配合,不得拒绝和阻碍,不得提供虚假材料。

第二十二条　卫生、中医药行政部门发现医院存在医院感染暴发报告不及时,瞒报、缓报和谎报或者授意他人瞒报、缓报和谎报情形的,应当按照有关规定对相关责任人进行处理。

第六章　附　　则

第二十三条　本办法中下列用语的含义:

(一)医院感染:指病人在医院内获得的感染,包括在住院期间发生的感染和在医院内获得、出院后发生的感染,但不包括入院前已开始或者入院时已处于潜伏期的感染。医院工作人员在医院内获得的感染也属于医院感染。

(二)医源性感染:指在医学服务中,因病原体传播引起的感染。

(三)特殊病原体的医院感染:指发生甲类传染病或依照甲类传染病管理的乙类传染病的医院感染。

(四)医院感染暴发:在医疗机构或其科室的患者中,短时间内发生3例以上同种同源感染病例的现象。

(五)疑似医院感染暴发:指在医疗机构或其科室的患者中,短时间内出现3例以上临床症候群相似、怀疑有共同感染源的感染病例;或者3例以上怀疑有共同感染源或感染途径的感染病例现象。

第二十四条　本规范自2009年10月1日起施行。

第三讲　患者的清洁卫生和休息与活动

第一部分　课前检测

1. 关于刷牙方法的描述,下列哪项错误?（　　）
A. 牙刷毛面与牙龈成45°角,刷头指向牙龈方向
B. 颤动法是做短距离的快速环形颤动
C. 竖刷法是顺着牙缝纵向刷洗
D. 横刷法是最常采用的正确的刷牙方法
E. Bass刷牙法又称水平颤动法

2. 口腔有铜绿假单胞菌感染的患者应选用的漱口液是（　　）。
A. 0.1％醋酸　　　　　　B. 0.9％氯化钠　　　　　　C. 1％～4％碳酸氢钠
D. 0.2％呋喃西林　　　　E. 1％～3％过氧化氢

3. 遇有真菌感染的患者,口腔护理应用的漱口液是（　　）。
A. 1％～3％过氧化氢　　B. 0.9％氯化钠　　　　　　C. 0.1％醋酸
D. 2％～3％硼酸　　　　E. 1％～4％碳酸氢钠

4. 压疮发生的必要因素是（　　）。
A. 皮肤潮湿　　　　　　B. 过度消瘦　　　　　　　　C. 机体活动障碍
D. 体温升高　　　　　　E. 力学因素

5. 压疮淤血红润期的典型临床表现是（　　）。
A. 有痛感　　　　　　　B. 局部皮下产生硬结　　　　C. 皮下有小水疱
D. 受压皮肤呈紫色　　　E. 局部皮肤红肿热痛

6. 浅度溃疡期的护理措施不包括（　　）。
A. 彻底清创,去除坏死组织　　　　　　B. 处理伤口渗出液,促进肉芽组织生长
C. 预防和控制感染　　　　　　　　　　D. 增加局部营养供给
E. 伤口均用生理盐水清洗

7. 住院患者的睡眠特点包括(多选)（　　）。
A. 昼夜性节律去同步化　　B. 入睡时间延长　　　　　C. 睡眠中断
D. 慢波睡眠的Ⅳ期时间延长　　E. 易出现诱发补偿现象

8. 长期卧床的患者,第一次起床站立时最容易出现(　　)。

A. 静脉血栓 　　　　　　B. 恶心 　　　　　　　　　　C. 咳嗽

D. 体位性低血压 　　　　E. 下肢疼痛

9. 由于活动受限对呼吸系统的影响,患者最容易发生的问题是(　　)。

A. 哮喘 　　　B. 呼吸困难 　　　C. 坠积性肺炎 　　　D. 肺气肿 　　　E. 肺癌

10. 关于压疮的全身治疗与护理,下列哪项说法错误?(　　)

A. 积极地治疗原发病 　　　　　　　　　B. 给患者补充营养

C. 遵医嘱给予抗感染治疗 　　　　　　　D. 做好心理护理

E. 评估、测量并记录压疮的部位、大小

课前检测参考答案:1. D;2. A;3. E;4. E;5. E;6. E;7. ABCE;8. D;9. C;10. E。

第二部分　翻转内容

一、口腔护理

牙齿的磨损是比较常见的口腔问题,和诸多因素相关,比如夜磨牙、经常吃粗糙食物以及牙齿自身的一些咬合问题等因素。如果不去管这些,牙齿可能出现进一步的损伤,进而产生牙齿敏感、塞牙、牙髓炎症,甚至根尖周炎。

牙齿上有结石和色素沉积是常见的口腔疾病,通常情况下需要每半年到一年做一次牙周清洁,也就是俗称的洗牙来处理这个问题。长时间忽略牙齿保健和维护,是目前导致"年老掉牙"的罪魁祸首。

牙齿矫正对年龄没有特殊要求,成年人甚至老年人都可以进行牙齿矫正,很多人都能有比较好的治疗效果。

除了以上提到的口腔问题,还有一种非常常见的口腔问题——口臭。世界卫生组织已将口臭作为一种疾病来进行报道。调查显示,中国口臭患病率为27.5%,而在西方国家,则为50%,全球有10%~65%的人曾患有口臭。

【个人任务　问与答】你有口臭吗? 你认识的人中有人有口臭吗? 你告诉他口臭的事了吗? 为什么?

参考答案:认识的人中有人有口臭,没有告诉他,害怕他不好意思或者觉得没面子。

【个人任务　问与答】如何比较委婉地告诉他人有口臭呢?

参考答案:

方法一　递上一瓶益达,然后说:"嗨,这是你的益达,吃一颗清新口气哟"。

方法二　开玩笑地说:"你中午吃了什么? 好像味道蛮重的。"

方法三　开玩笑地说:"你现在用的什么牙膏啊? 建议你换一种。"

方法四　写一张字条"请注意口腔卫生"(画一个笑脸以示友好),偷偷地放在他的桌子上或者包里。

【小组任务　小组汇报1】拒绝口臭

要点提示:口臭的流行病情况,发生口臭的原因,预防口臭的方法等。

产生口臭的原因很多,主要分为生理性和病理性(口源性口臭和非口源性口臭)两类。正常人的口臭可能由不良的口腔习惯和口腔卫生造成舌背的菌斑增多、增厚所引起。口臭会影响人们的社交和心理健康,世界卫生组织已将口臭列为一种疾病。口腔局部疾病是导致口臭的主要原因,但不容忽视的是,口臭也常是某些严重系统性疾病的口腔表现,有一些器质性疾病也会导致口臭。

预防口臭的方法如下。①养成良好的口腔卫生习惯:每天至少刷牙两次,采用正确的巴氏刷牙法。注意舌面清洁,养成使用牙线的习惯,清除牙齿间隙中的食物残渣碎屑,以及牙缝中的牙菌斑、软垢。定期洗牙,普通人建议每半年到一年洗一次牙。②养成良好的饮食习惯:多喝水、多吃蔬菜水果。忌烟酒及甜食,保护牙齿与牙龈。回避异味食物,如蒜、葱、韭菜、臭豆腐等。食不过量,吃饭时要细嚼慢咽。

解决牙病问题的根本出路在于预防。设立爱牙日是加强口腔预防工作,落实预防为主方针的重要举措。每年的9月20日是全国爱牙日,2016年、2017年、2018年、2019年的主题都是"口腔健康,全身健康",2019年全国爱牙日的副主题是"刷牙漱口用牙线,洁牙护龈促健康"。

【个人任务　问与答】可以从哪些方面对个体的口腔进行评估呢?

参考答案:①口腔卫生及清洁状况,如刷牙、漱口或清洁义齿的方法、次数及清洁程度等,有无口腔疾病等。②自理能力,能否自理完成口腔清洁活动。③对口腔卫生保健知识的了解程度,如刷牙方法、口腔清洁用具的选择、牙线使用方法、义齿的护理等。④口腔特殊问题。

口腔内的细菌和总量位于全身之首,远远高于指甲内的细菌,达到800多种。这些细菌沉积在牙齿的表面,形成细菌膜,也就是牙菌斑,类似阴暗角落里石面上的苔藓,和牙齿紧密地结合在一起。刷牙可以控制牙菌斑,也是经常被采用的保持口腔清洁的方法。

【个人任务　学生演示】平时刷牙的方法。

参考答案:请2名同学运用牙齿和牙刷的模具展示自己平时的刷牙方法,然后由教师指出错误并纠正,并介绍巴氏刷牙法。

巴氏刷牙法又称Bass刷牙法、龈沟清扫法或水平颤动法。方法如下。

(1)刷牙的外侧:刷毛朝上,与牙刷成45°角,使刷毛一半在牙齿上一半在牙龈上,轻施压力,使刷毛伸入龈沟,即牙间隙内。待牙刷定好位后,使刷毛在原位做前后方向短距离的水平颤动10次,颤动时牙刷移动仅约1 mm,每次刷2~3颗牙,最后将刷毛沿牙缝从上往下刷,以便于将食物残渣排出。第一组牙齿刷完后,将牙刷移至下一组2~3颗牙的位置重新放置,注意放置要有1~2颗牙的位置重叠,再采用同样的方法刷对侧,直至所有的上牙外侧都刷完。然后将刷毛朝下,用相同的方法刷下牙的外侧。

(2)刷牙的内侧:方法同刷牙的外侧。但是刷前排牙齿内侧时可以采用竖刷法。

(3)刷牙的咬合面:刷毛指向咬合面,2~3颗牙一组,稍用力做前后来回刷,直至刷完所有牙齿的上下咬合面。

(4)刷舌面:伸舌头,由舌根刷向舌尖,左右两侧均刷到,然后将舌尖翘起,用牙刷刷舌的下面。最后彻底漱口,清除口腔内的食物碎屑和多余牙膏。必要时重复刷洗和漱口,直至口腔完全清洁。

一定要使用正确的刷牙方法,一天至少 2 次,每次 3 分钟,否则你的刷牙只是心理安慰。长此以往,细菌无法清除,会不断侵蚀牙齿,造成牙龈炎、牙周炎,最终牙齿会松动脱落。刷牙是预防的第一步也是最重要的一步,生命不息刷牙不止,希望大家远离形式上的刷牙。

【个人任务　问与答】你平时使用牙线吗? 不使用牙线的原因是什么?

参考答案:不使用。不知道有牙线;怕麻烦;怕疼痛;怕牙缝变大。

如果是觉得牙缝会变大,这点完全不用担心。牙线由平行的纤维组成,给一定力量后牙线会散开,像披肩发一样,清洁面积大,比较容易通过牙缝。建议每天使用牙线 2 次,这样可以清除牙间隙食物残渣,去除齿间牙菌斑。

二、皮肤护理

【小组任务　小组讨论 1】

患者,程某,男,67 岁,178 cm,60 kg,因"直肠癌术后 8 年余,右侧根骨转移"入院,目前正在进行全身化疗,局部放疗(第 2 疗程)。入院时诉右足疼痛,无法站立,轮椅推行入院。检查发现,患者臀部皮肤如图 3-1 所示。化疗第 4 天,患者诉口腔疼痛,检查发现口腔颊部 3 处黏膜红斑伴肿胀。目前患者神志清楚,睡眠差,常因疼痛失眠。

请问:护士应该从哪些方面促进患者舒适?

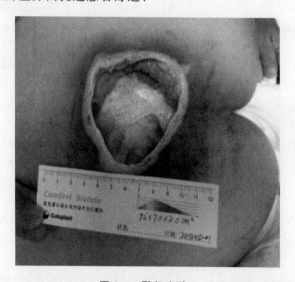

图 3-1　臀部皮肤 1

参考答案:患者存在的问题很多,包括口腔黏膜炎、皮肤问题(压疮)、睡眠差、活动障碍、营养不良、疼痛。护士应该针对患者存在的这些问题分别给予针对性的护理,从而促进患者舒适。若该患者可以自理,则指导其自己行口腔护理。若该患者不能自理,则为患者进行特殊口腔护理(可用无刺激的生理盐水漱口,癌症患者口腔环境偏酸性,宜于真菌生长,还可选用碳酸氢钠溶液漱口改变其口腔酸碱性,有效抑制真菌生长。可采用镇痛性漱口液如利多卡因、苯佐卡因等来缓解口腔疼痛)。

【个人任务　连连看】常用口腔护理溶液。

甲硝唑溶液	口腔有溃烂
过氧化氢溶液	广谱抗菌
氯己定溶液	口腔厌氧菌感染

参考答案:甲硝唑溶液——口腔厌氧菌感染,过氧化氢溶液——口腔有溃烂,氯己定溶液——广谱抗菌。

【个人任务 问与答】该患者压疮为几期?你是如何判断的?

参考答案:第4期,坏死溃疡期。从图3-1中可以看到溃疡已经深达肌层组织,属于压疮的第4期。

压疮的发生为渐进性过程,根据皮肤损伤的程度,可以分为以下4个时期(图3-2)。

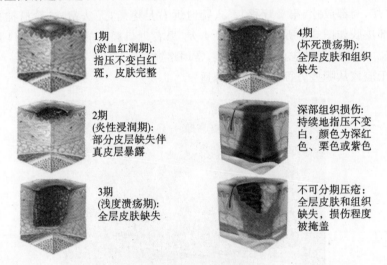

图 3-2　压疮的分期

1期(淤血红润期):指压不变白红斑,皮肤完整。①此期由于身体局部组织受压,血液循环障碍,皮肤出现红、肿、热、痛或麻木,出现指压不变白的红斑,解除压力30分钟后,皮肤颜色不能恢复正常。指压变白红斑或者感觉、皮温、硬度的改变可能比观察到的皮肤改变更先出现。此期的颜色改变不包括紫色或栗色变化,因为这些颜色变化提示可能存在深部组织损伤。②此期皮肤完整性未被破坏,仅出现暂时性血液循环障碍,为可逆性改变,如及时去除致病原因,可阻止压疮进一步发展。

2期(炎性浸润期):部分皮层缺失伴真皮层暴露。①此期红肿部位继续受压,血液循环得不到改善,静脉回流受阻,局部静脉淤血,皮肤的表皮层、真皮层或二者发生损伤或坏死,部分皮层缺失伴随真皮层暴露。②受压部位呈紫红色,皮下产生硬结。皮肤因水肿而变薄,常有水疱形成,且极易破溃。水疱破溃后表皮脱落显露潮湿、红润的创面,患者有疼痛感。脂肪及深部组织未暴露,无肉芽组织、腐肉、焦痂。③此期若及时解除受压,改善血液循环,清洁创面,压疮可消失。该分期不能用于描述潮湿相关性皮肤损伤,比如失禁性皮炎,皱褶处皮炎,以及医疗器械相关性皮肤损伤或者创伤伤口(皮肤撕脱伤、烧伤、擦伤)。

3期(浅度溃疡期):全层皮肤缺失。①此期全层皮肤破坏,即表皮或真皮全部受损,可深及皮下组织和深层组织,常常可见脂肪、肉芽组织和边缘内卷。可见腐肉和(或)焦痂,尚未穿透筋膜及肌肉层。②此期表皮水疱逐渐扩大、破溃,真皮层创面有黄色渗出液,感染后表面有脓液覆盖,致使浅层组织坏死,形成溃疡。疼痛感加重。不同解剖位置的组织损伤的深度存在差异,鼻梁、耳朵、枕骨部和踝部由于没有皮下组织,溃疡可能是表浅的,脂肪丰富的区域会发展成深部伤口,可能会出现潜行或窦道。如果腐肉或焦痂掩盖组织缺损的深度,则为不可分期压疮。

4期(坏死溃疡期):全层皮肤和组织缺失。①此期坏死组织侵入真皮下层和肌肉层,全层皮肤和组织缺失,感染向周边及深部扩展,可见或可直接触及筋膜、肌肉、肌腱、韧带、软骨或骨头,不同解剖位置的组织损伤的深度存在差异。常常会出现边缘内卷,窦道和(或)潜行。②坏死组织发黑,脓性分泌物增多,有臭味。严重者细菌入血可引起脓毒败血症,造成全身感染,甚至危及生命。如果腐肉或焦痂掩盖组织缺损的深度,则为不可分期压疮。

深部组织损伤:持续的指压不变白,颜色为深红色、栗色、紫色。此期的特点是完整或破损的局部皮肤出现持续的指压不变白,颜色为深红色、栗色、紫色,或表皮分离呈现黑色的伤口床或充血水疱,可伴疼痛、硬块,疼痛和温度变化通常先于颜色改变出现。肤色较深部位,深部组织损伤难以检出,须在完成清创后方能准确分期。这种损伤是由强烈、长期的压力和剪切力作用于骨骼和肌肉交界面所致。该期伤口可迅速发展暴露组织缺失的实际程度,也可能溶解而不出现组织缺失。如果可见坏死组织、皮下组织、肉芽组织、筋膜、肌肉或其他深层结构,说明这是全皮层的压疮(不可分期压疮、3期或4期压疮)。该分期不可用于描述血管、创伤、神经性伤口或皮肤病。

不可分期压疮:全层皮肤和组织缺失,损伤程度被掩盖。此期的特点是全层皮肤和组织缺失,由于被腐肉、焦痂掩盖,不能确认组织缺失的程度,所有只有去除足够的腐肉、焦痂,才能判断是3期还是4期压疮。缺血肢端或足跟的稳定型焦痂(表现为干燥、紧密黏附、完整无红斑和波动感)不应去除。

美国国家压疮咨询委员会于2016年4月13日为压力性损伤附加了两种定义。①医疗器械相关性压力性损伤:由于使用用于诊断或治疗的医疗器械而导致的压力性损伤,损伤部位形状通常与医疗器械形状一致。这类损伤可以根据上述分期系统进行分期。②黏膜压力性损伤:由于使用医疗器械导致相应部位黏膜出现的压力性损伤。由于这些损伤组织的解剖特点,这一类损伤无法进行分期。

一般情况下,压疮的发展是由浅到深,由轻到重的过程,但某些特殊病例也可出现例外。如个别急性或危重患者,可于6~12小时迅速出现溃疡期压疮;肥胖患者可出现闭合性压疮,即表皮完整,但内部组织已坏死。因此,护士应认真观察患者皮肤的改变,避免延误病情而造成严重后果。

【个人任务　问与答】该患者发生压疮的原因是什么?

参考答案:①年龄(67岁)。②营养不良(178 cm,60 kg)。③活动障碍和局部长期受压(右足疼痛,无法站立,轮椅推行入院)。

【个人任务　问与答】除了该患者发生压疮的原因外,还有哪些原因可导致压疮呢?

参考答案:局部潮湿或排泄物刺激,体温升高,医疗器械使用不当,急性应激因素。

【个人任务　问与答】发生压疮的高危人群包括哪些?

基础护理学——任务导向式翻转课堂

参考答案:神经系统疾病患者,脊髓损伤患者,老年患者,身体衰弱和营养不良患者,肥胖患者,水肿患者,疼痛患者,使用医疗器械患者,手术患者,发热患者。

【个人任务　问与答】仰卧位时,压疮好发于哪些部位?
参考答案:枕部、肩胛部、肘部、脊椎体隆突处、骶尾部、足跟部。

【个人任务　问与答】侧卧位时,压疮好发于哪些部位?
参考答案:耳廓、肩峰、肋骨、肘部、髋部、膝关节内外侧,内外踝处。

【个人任务　问与答】俯卧位时,压疮好发于哪些部位?
参考答案:面颊、耳廓、肩部、乳房(女性)、肋缘、髂嵴、生殖器(男性)、膝部、足尖处。

【个人任务　问与答】坐位时,压疮好发于哪些部位?
参考答案:肩胛骨、坐骨结节处、腘窝、足底。

【个人任务　问与答】针对该患者的压疮,应该如何治疗与护理?
参考答案:局部伤口的处理如下。首先对伤口进行评估——测量并记录压疮的部位、大小(长、宽、深)、创面组织形态、渗出液、有无潜行或窦道、伤口边缘及周围皮肤状况等。该患者伤口评估的情况如下:部位为骶尾部;大小为7.5 cm×7.0 cm×2.0 cm;3、6、9、12点方向分别潜行2.8、1.5、5.5、1.5 cm;伤口基底为75%黄色腐肉、25%红色肉;伤口类型为慢性感染伤口;周围皮肤红肿明显;伤口大量渗液,有恶臭;伤口边缘不规则;皮温偏高;疼痛评分为4分。

该患者的皮肤处于坏死溃疡期,此期工作的重点是去腐生新,采取清创术清除焦痂和腐肉,处理伤口潜行和窦道以减少无效腔,并保护暴露的骨骼、肌腱和肌肉。对深达骨质、保守治疗不佳或久治不愈的压疮可采取外科手术治疗,如手术修刮引流、植皮修补或皮瓣移植术等。对于该患者采用了清除腐肉,0.9%氯化钠彻底冲洗、清洗创面,十点法取创面分泌物送细菌培养,3%双氧水冲洗腔隙,湿敷创面,0.9%氯化钠再次冲洗、清洗创面,抹干创面,5%络合碘纱布填充腔隙,湿敷创面,无菌棉垫包扎,每日换药一次。

除了局部的处理外,还需要积极治疗原发病,补充营养,进行全身抗感染治疗和心理护理。

【个人任务　问与答】护理36天后,该患者的局部伤口不断好转,恢复到浅度溃疡期,此期应如何护理患者的皮肤呢?
参考答案:此期护理的重点是清洁伤口,清除坏死组织,处理伤口渗液,促进肉芽组织生长,预防和控制感染。注意根据伤口类型选择伤口清洗液。创面无感染时多采用生理盐水进行冲洗;创面有感染时,需根据创面细菌培养及药物敏感试验结果选择消毒液或抗菌液以达到抑菌或杀菌目的,从而控制感染和促进伤口愈合。

【个人任务　问与答】伴随着精心的护理,该患者的皮肤进一步愈合,皮肤可恢复到哪一期?此期的护理重点是什么?
参考答案:炎性浸润期。此期的护理重点是保护皮肤,预防感染。

【个人任务　问与答】炎性浸润期的压疮如果有水疱,应该如何处理呢?
参考答案:未破的小水疱应尽量减少摩擦,防止水疱破裂、感染,使其自行吸收;大水疱可在无菌操作下用无菌注射器抽出疱内液体,不必剪去表皮,局部消毒后再用无菌敷料包扎。若水疱已破溃并露出创面,需消毒创面及创周皮肤,并根据创面类型选择合适的伤口敷料。若创面有渗出液,可以选择吸水性好的溃疡贴。换药间隔2~7天。

【个人任务　问与答】淤血红润期的皮肤应该如何护理呢?

参考答案:此期患者的皮肤已破损,不提倡局部皮肤按摩,防止造成进一步伤害。局部可使用半透膜敷料或水胶体敷料加以保护,防止尿液、汗液等对皮肤的浸渍。此期护理的重点是去除致病原因,防止压疮继续发展。

知识拓展

骶尾部水疱不一定是压疮

某天,责任护士在交接班时发现一肿瘤患者的骶尾部发红,局部有一小水疱,患者诉灼痛,疼痛数字评分法(NRS)评分 2 分。局部给予碘伏消毒处理后,用无菌注射器抽出疱液,如图 3-3 所示。

次日查房,见原有的水疱又鼓了起来,而且还多了一个小水疱,如图 3-4 所示。这个水疱是不是压疮呢?

遇到这样的情况还要评估患者的综合情况,比如患者生活能不能自理,局部是否受压,营养情况如何,有没有大小便失禁。而对于肿瘤患者还需要了解其病情,是否做过放疗等。

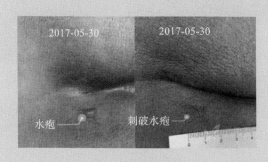

图 3-3　臀部皮肤 2

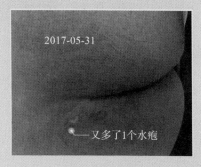

图 3-4　臀部皮肤 3

案例中的患者患有直肠癌,目前正在放疗,骶尾部没有受压。综合评估后,护士判断该患者的皮肤问题是 3 级放射性皮炎。

那么,压疮和放射性皮炎导致的水疱,处理方式是否相同呢?

放射所致皮肤损伤的皮肤处理办法与其他类型的皮肤损伤是一致的。但是,如果是压力性损伤要避免继续受压,而 3 级放射性皮炎需要暂停放疗,二者的处理方法还是有所不同的。

该患者予暂停放疗,小水疱不刺破。保持肛周皮肤清洁,便后用温水清洗肛周,取三乙醇胺乳膏每日敷 2～3 次,轻轻按摩以使皮肤吸收,夜间睡眠时尽量使肛周皮肤处于暴露状态。经处理,一周及 12 天以后的局部皮肤情况如图 3-5 所示。

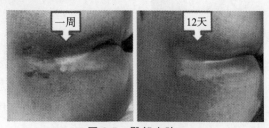

图 3-5　臀部皮肤 4

知识拓展

小水疱的处理

　　患者,王某,直肠癌晚期,行走自如,目前正在放疗,由于其女儿家离医院较近,他只有早上查房时间会在病房,做完放疗就申请回家,因此责任护士难得与患者见上一面。2017年5月30日下午,患者向责任护士报告右髋部有一水疱,已经出现3天了,且疼痛,NRS评分2分。经了解,患者每天回家后一人无聊,就躺在床上看电视,而家里的电视位置刚好需要患者处在右侧卧位才能看,所以导致右髋部出现水疱。皮肤情况如图3-6所示,水疱大小约2 cm×1.5 cm。责任护士将该水疱诊断为2期压疮。

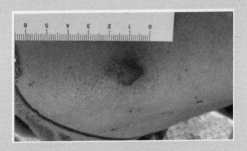

图3-6　髋部皮肤1

　　护士对水疱的处理:

　　第一次换药:2017年5月30日15:00碘伏棉球消毒水疱及周围皮肤,待干后用水胶体溃疡贴(10 cm×10 cm)固定,四周用3M敷贴(6 cm×7 cm)加固,嘱患者减少右侧卧位时间,如图3-7所示。

　　2017年5月31日评估:敷贴固定妥当,局部无渗液。

　　2017年6月01日评估:敷贴固定妥当,局部无渗液,触之水疱已无隆起感,如图3-8所示。

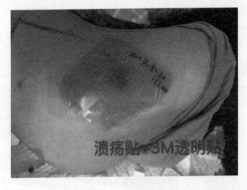

图3-7　髋部皮肤2

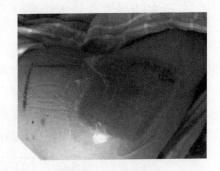

图3-8　髋部皮肤3

　　第二次换药:2017年6月06日8:30离第一次换药1周后。揭开水胶体溃疡贴后的局部伤口情况如图3-9所示,可见痂皮已脱落,创面已愈合,患者主诉局部无疼痛,NRS评分0分。

　　按第一次方法换药。继续使用水胶体溃疡贴和3M敷料固定,如图3-10所示。目的是保护局部皮肤,减轻局部压力。

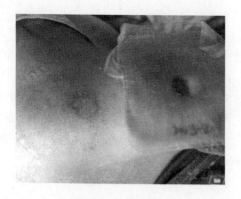
图 3-9 髋部皮肤 4

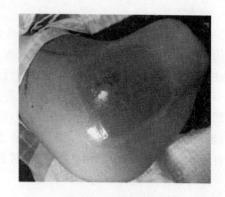
图 3-10 髋部皮肤 5

该案例属于住院期间发生的压疮,护士上报了不良事件。最后事情得以妥善解决,护士按规范积极处理伤口,告知患者定时更换卧位,加强交接班。此次不良事件后,科室讨论明确今后对于行动自如的患者也要评估皮肤情况。

【个人任务　问与答】如何预防压疮的发生呢?

参考答案:压疮预防的关键在于加强管理,消除危险因素。精心、科学的护理可将压疮的发生率降到最低,护士在工作中要做到"七勤一注意",即勤观察、勤翻身、勤按摩、勤擦洗、勤整理、勤更换、勤记录,注意交接班。预防的措施包括以下几点。

(1) 进行皮肤评估:交班时和给患者变换体位后要细致地查看患者受压部位的皮肤情况,皮肤的温度,有无水肿和疼痛,有无周围组织硬度的改变。

(2) 采取预防性皮肤护理措施:摆放体位时,避免红斑区受压;保持皮肤清洁、干燥,避免刺激;禁止按摩或用力擦洗压疮易患部位皮肤;对失禁患者进行个体化失禁管理;使用皮肤保护用品或采取隔离防护措施。

(3) 进行营养筛查与营养评估:给予高蛋白质、高热量、高维生素饮食,补充维生素 C 及锌,水肿患者限制水和盐的摄入,脱水患者及时补充水和电解质。

(4) 进行体位变换:每 2 小时翻身一次,必要时 30 分钟翻身一次,建立床头翻身记录卡(翻身时间、卧位变化、皮肤情况)。避免拖、拉、推、拽等动作,避免皮肤摩擦力和剪切力,长期卧床患者,可采用 30°斜侧卧位,床头抬高低于 30°,避免使用环形或圈形器械。

(5) 选择和使用合适的支撑面。

(6) 鼓励患者早期活动。

(7) 预防医疗器械相关压疮。

(8) 实施健康教育。

【小组任务　小组讨论 2】

患者,男,82 岁,于 8 月 22 日 19:15 入院,合并多种慢性疾病,患者有胸闷、气喘、全身湿冷大汗,不能平卧,骶尾部有一处陈旧性 3 cm×3 cm 1 期压疮,左髋部有一处 2 cm×3 cm 1 期压疮、右髋部有一处 3 cm×4 cm 1 期压疮,入院 Braden 评分为 9 分。8 月 23 日 16:00 未交接皮肤情况,次日骶尾部演变为 3 cm×3 cm 2 期压疮,立即给予消毒、泡沫贴覆盖,密切观察。请问:

1. 若你是这个患者的责任护士,接手患者时针对已经存在的压疮应该如何处理?

2. 患者住院期间,如何防止压疮加重或者新压疮的出现?

参考答案：

1. 该患者已经存在的压疮属于院外带入压疮,应该对所有压疮拍照,注明"带入压疮",评估压疮的面积与压疮分级,填写压疮报告单,并上报护理部。该患者在住院期间还可能发生难免性压疮,应该运用评估工具对患者进行压疮评分,并上报护理部。

2. 防止压疮加重或者新压疮出现的护理措施:清洗创面、消毒,贴泡沫敷料保护创面,高危部位也同时贴上减压贴,根据医嘱及时应用抗生素防止感染。为患者铺气垫床,放置翻身枕,班班床头交接查看皮肤,交班清楚描述压疮部位、大小、分期及性质,有无进展,有无好转,还有患者的状态,可否自行翻身,营养状态等,必要时请专科护士会诊。

压疮的管理流程如图 3-11 所示。

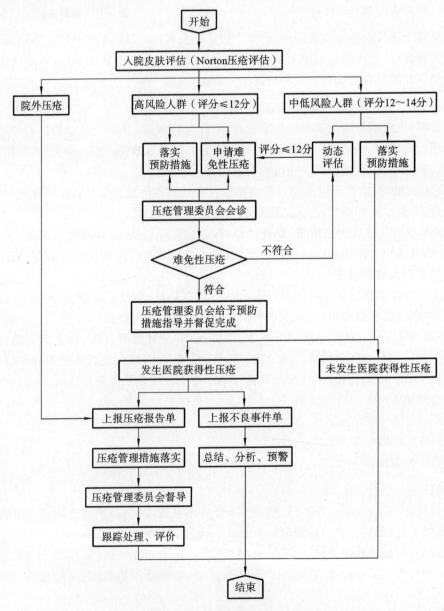

图 3-11　压疮的管理流程图

三、活动与运动

【小组任务　小组讨论 3】

患者,程某,男,67 岁,178 cm,60 kg,因"直肠癌术后 8 年余,右侧根骨转移"入院,目前正进行全身化疗,局部放疗(第 2 疗程)。入院时诉右足疼痛,无法站立,轮椅推行入院。检查发现,骶尾部 4 期压疮,左侧下肢能够抬起并对抗阻力,但肌力减弱,右下肢只能在床面平行移动少许位置,不能抬起;活动时既需要帮助,也需要设备和器械。化疗第 4 天,患者诉口腔疼痛,检查发现口腔颊部 3 处黏膜红斑伴肿胀。目前患者神志清楚,睡眠差,常因疼痛失眠。

请问:

1. 长期卧床对身体有哪些影响?

2. 该患者左下肢肌力为几级? 右下肢肌力为几级? 患者的活动能力为几级?

3. 如何指导患者下肢活动?

参考答案:

1. (1)运动系统:会导致下列情况的出现:①腰背痛。②肌张力减弱、肌肉萎缩。③骨质疏松、骨骼变形,严重时会发生病理性骨折。④关节僵硬、挛缩、变形,出现垂足、垂腕、髋关节外旋及关节活动范围缩小。

(2) 心血管系统:体位性低血压,静脉血栓形成。

(3) 呼吸系统:二氧化碳潴留,严重时会出现呼吸性酸中毒和坠积性肺炎。

(4) 消化系统:食欲下降,厌食,营养不良,便秘。

(5) 泌尿系统:排尿困难,尿液潴留,泌尿道结石,泌尿系统感染。

(6) 皮肤:压疮。

2. 左下肢肌力为 4 级,右下肢肌力为 2 级,患者的活动能力为 3 级。

3. (1)活动前要对患者进行评估,包括心肺功能状态、关节功能状态、机体活动能力等。评估患者的活动:患者左下肢肌力为 4 级;机体活动能力为 3 级,右踝关节疼痛无法活动;骶尾部 4 期压疮。

(2) 指导患者活动:包括关节活动范围练习、等长练习、等张练习。帮助患者进行右下肢被动的关节活动度练习,包括髋关节、膝关节的活动(等张练习),避免踝关节的活动,以免引起患者的疼痛,右小腿进行等长练习。指导患者进行左下肢主动的关节活动练习,包括髋关节、膝关节、踝关节的各种主动活动,可采用"渐进抗阻练习法",逐渐增加肌肉阻力进行练习。

【小组任务　小组讨论 4】

患者,吴某,女,76 岁,既往有脑梗死、糖尿病病史。本次因"$L_{4\sim5}$、$L_5\sim S_1$ 椎间盘突出症"收入院。在全麻下行"$L_{4\sim5}$、$L_5\sim S_1$ 椎间盘髓核摘除术,钉棒系统内固定术"。术后护士按护理常规对患者进行床上活动指导,因其体力差,依从性不好,执行不到位。术后第 7 天,患者诉右小腿出现疼痛,责任护士查体:见右下肢腓肠肌处有压痛,右足背动脉搏动减弱,右足及小腿肿胀＋＋,立即报告值班医生,诊断为右下肢腘静脉栓塞。遂给予抗凝、溶栓治疗,患肢抬高、制动,告知患者及家属不可按摩患肢。

请问:导致此事件发生的原因有哪些? 针对此事件可以给予哪些纠正措施?

参考答案:

1. 事件原因分析:

(1) 直接原因:对术后深静脉血栓形成(DVT)的高危患者,缺乏相关医疗护理措施,患者术后并发 DVT。

（2）责任护士预防 DVT 的护理措施缺乏个性化,仅简单执行预防性 DVT 的护理常规,对因患者体力不足不能够完成的情况处置、重视不够,未进行个性化的调整。

2. 纠正措施:

（1）检查科室预防或减少 DVT 的护理规范是否完善,应完善相关规范。培训护士,建立并使用 DVT 风险评估单,增强评估的应用性,使护士有章可循、有章必循。

（2）通过培训,使责任护士可以有针对性地为患者制定个性化的活动指导,采取个性化的预防 DVT 的护理措施,预防其他部位出现静脉栓塞。

（3）给患者制定个性化的预防深静脉血栓形成护理常规,避免出现并发症。

【小组任务　小组讨论5】

患者,李某,70 岁,入院诊断为"腰椎压缩性骨折",入院后给予一级护理,绝对卧床,神志清楚,生命体征平稳,因腰部疼痛睡眠较差,家属聘请一名护工 24 小时看护。入院第 4 天 23:00,患者想去洗手间小便,因陪护人员睡在一米以外的折叠床上,怕麻烦不想叫醒她,于是自己尝试起身去洗手间,起身过程中站立不稳,摔坐在地上,导致股骨颈骨折,后进行了关节置换手术。

请问:导致此事件发生的原因有哪些? 针对此事件可以给予哪些纠正措施?

参考答案:

1. 事件原因分析:

（1）直接原因:患者本人的跌倒风险意识和自我保护意识不强,过于逞强,擅自离床活动而致跌倒。

（2）患者对自身疾病欠缺了解,也不了解卧床休息的必要性。

（3）护士对该患者防跌倒的健康宣教不足,未做好防坠床、防跌倒的预防与警示工作。

（4）所请护工对患者照护不足,自己睡觉前未对患者做好夜间安全防护,未嘱咐患者随时呼叫。

（5）当班护士未能按照一级护理的要求每小时巡视患者一次。

（6）未对患者的疼痛和睡眠情况进行详细的评估,也未对患者的睡眠和疼痛情况进行护理干预。

2. 纠正措施:

（1）病床使用护栏,限制患者离床活动。按疾病护理常规嘱咐患者卧床休息。

（2）责任护士对患者病情及跌倒风险重新评估,根据评估结果制定完善的护理计划和安全护理措施。

（3）耐心指导患者了解自己的病情和身体状况,建立自我安全意识,对患者、家属进行有效的疾病常识和防跌倒宣教,悬挂相应的警示标志。

（4）针对腰椎压缩性骨折,培训陪护人员对患者进行生活照护、卧位护理和安全护理等的技能;对不负责的护工进行批评教育或更换。

（5）认真对患者的疼痛和睡眠进行评估,与医生沟通,给予患者止痛药或者辅助睡眠的药物。

（6）教育护士落实岗位职责和分级护理制度,不能过分依赖陪护人员。

四、休息与睡眠

患者,程某,男,67岁,178 cm,60 kg,因"直肠癌术后8年余,右侧根骨转移"入院,目前正进行全身化疗,局部放疗(第2疗程)。入院时诉右足疼痛,无法站立,轮椅推行入院。检查发现,骶尾部4期压疮,左侧下肢能够抬起并对抗阻力,但肌力减弱,右下肢只能在床面平行移动少许位置,不能抬起;活动时既需要帮助,也需要设备和器械。化疗第4天,患者诉口腔疼痛,检查发现口腔颊部3处黏膜红斑伴肿胀。目前患者神志清楚,睡眠差,常因疼痛失眠。

【个人任务 问与答】该患者出现了哪种典型的睡眠异常?出现的原因是什么?

参考答案:患者出现了失眠,出现的原因是疼痛,还可能有心理因素和环境因素。

【个人任务 问与答】住院患者的睡眠有什么特点?

参考答案:住院患者的睡眠特点包括睡眠节律改变(昼夜节律去同步化)和睡眠质量改变(睡眠剥夺、睡眠中断和诱发补偿现象)。

【小组任务 小组汇报2】失眠。

要点提示:失眠的发生率、睡眠缺乏的危害、改善睡眠的方法等。

【小组任务 小组作业】

患儿,女性,30天,因"新生儿呼吸窘迫综合征、早产儿、极低出生体重儿"收住新生儿科无陪护病房。置于早产儿培养箱内保暖并进行机械通气。为防止患儿头部转动而发生脱管,按医嘱使用新生儿头部固定架进行头部约束,约束前对家属简单告知。护士每天查看头部约束情况一次,但未改变患儿头部体位。7天后,护士发现患儿枕部发生2 cm×2 cm压疮、局部皮肤坏死。查无护理记录。

请问:导致此事件发生的原因有哪些?针对此事件可以给予哪些纠正措施?

参考答案:

1. 事件原因分析:

(1)直接原因:头部约束固定于一个体位时间过长,导致枕部压疮。

(2)约束前对患儿家属告知不足:只做了简单告知,未详细向患儿家属说明约束的适应证、实施约束的目的、约束的目标、约束的起始时间、约束存在的风险等。

(3)约束工具选择不当:头部固定架无弹性,作为约束工具使用时间过长,容易造成约束部位压疮。

(4)护理人员约束操作技能不足:护理人员未掌握约束工具的使用原则,对头部固定架约束护理操作方法不正确。

(5)约束期间护理不到位:未对约束患儿重点看护,未挂警示标识;约束后未及时巡视观察,护士每天才查看一次;未定时改变患儿头部体位;未观察患儿约束部位皮肤及血液循环情况;未进行床边交接班;亦无护理记录。

2. 纠正措施:

(1)立即解除约束,请压疮专科小组及儿外科医生会诊,对头部压疮伤口进行清创缝合,严密观察病情变化,及时换药。

(2)安抚家属情绪,防止矛盾激化。

(3)防止患儿头枕部继续受压,将患儿头部取侧卧位,每2小时转动头部一次,头部垫减压装置。

（4）完善知情同意书内容，将约束的适应证、实施约束的目的、约束的目标、约束的起始时间、约束存在的风险等均列入知情同意书内。

（5）规范约束护理管理流程，并对护理人员进行有效教育和培训，着重培训约束安全护理的方法及约束操作技能。

（6）寻找有效的护理方法来替代约束用具的使用，如给患儿使用安全有效的镇静剂，以减少约束的时间，减少约束并发症的发生。

第三部分　课后检测

1. 甲硝唑适用于哪种病原体感染引起的口腔炎？（　　）

A. 革兰阳性菌　　　　　　B. 真菌　　　　　　　C. 铜绿假单胞菌

D. 厌氧菌　　　　　　　　E. 葡萄球菌

2. 为长期使用抗生素的患者进行口腔护理时，应注意观察口腔内（　　）。

A. 牙龈是否肿胀出血　　　B. 有无黏膜溃疡　　　C. 有无真菌感染

D. 口唇是否干裂　　　　　E. 有无口腔异味

3. 压疮炎性浸润期的临床表现包括（　　）。

A. 全层皮肤破坏　　　　　　　　　　B. 局部皮肤出现红、肿、热、痛

C. 真皮层有黄色渗出液　　　　　　　D. 局部皮肤形成水疱

E. 皮肤的损伤为可逆性改变

4. 患者王某，臀部出现一个 2 cm×2 cm 的疮面，真皮层有黄色渗出液，此压疮为（　　）。

A. 淤血红润期　　　　　　B. 炎性浸润期　　　　C. 浅度溃疡期

D. 坏死溃疡期　　　　　　E. 不可分期压疮

5. 某截瘫患者，入院时骶尾部有压疮，面积 2.5 cm×2.0 cm，深达肌层，创面有脓性分泌物，周围有黑色坏死组织。针对此患者压疮的护理措施是（　　）。

A. 暴露创面，红外线每日照射 1 次

B. 剪去坏死组织，用过氧化氢冲洗，置引流纱条

C. 涂厚层滑石粉包扎

D. 用 50% 的乙醇按摩创面及周围组织

E. 生理盐水清洗并敷新鲜鸡蛋内膜

6. 关于睡眠周期交替的描述，下列哪项错误？（　　）

A. 由清醒状态进入慢波睡眠的 Ⅰ 期

B. 由慢波睡眠的 Ⅰ 期进入慢波睡眠的 Ⅱ 期

C. 由慢波睡眠的 Ⅱ 期进入慢波睡眠的 Ⅲ 期

D. 由慢波睡眠的 Ⅲ 期进入慢波睡眠的 Ⅳ 期

E. 由慢波睡眠的 Ⅳ 期直接进入快波睡眠期

7. 活动受限对心血管系统主要的影响是（多选）（　　）。

A.体位性低血压　　　　　B.心力衰竭　　　　　　　　C.心肌梗死

D.心律失常　　　　　　　E.静脉血栓形成

8.活动受限导致坠积性肺炎的原因不包括（　　）。

A.肺底部长期处于充血、淤血状态　　　B.肺部扩张受限

C.肺部有效通气减少　　　　　　　　　D.氧气的正常交换发生异常

E.二氧化碳过度排出

9.某患者，女，70岁，脑梗死后右上肢可移动，但不能抬起，该患者的右上肢肌力为（　　）。

A.0级　　　　　B.1级　　　　　C.2级　　　　　D.3级　　　　　E.4级

10.患者王某，因骨折肢体被固定，早期护士应指导其进行以下哪项治疗护理措施？（　　）

A.关节运动范围练习　　　　B.肌肉等张练习　　　　　C.肌肉动力练习

D.肌肉等长练习　　　　　　E.绝对卧床休息

课后检测参考答案：1.D;2.C;3.D;4.C;5.B;6.E;7.AE;8.E;9.C;10.D。

第四讲　生命体征的评估与护理和冷热疗法

第一部分　课前检测

1. 体温上升期患者的表现为(　　)。

A. 畏寒、皮肤潮红、无汗   B. 畏寒、皮肤苍白、无汗

C. 畏寒、皮肤苍白、出汗   D. 畏寒、皮肤潮湿、出汗

E. 畏寒、皮肤潮红、出汗

2. 体温在 39 ℃以上,24 小时温差达 1 ℃以上,但最低温度仍高于正常水平,称为(　　)。

A. 弛张热　　　B. 稽留热　　　C. 间歇热　　　D. 不规则热　　　E. 癌性发热

3. 陆先生,55 岁,患风湿性心脏病 10 年。体检:心率 100 次/分,脉率 76 次/分,强弱不等,极不规则,此脉搏称为(　　)。

A. 间歇脉　　　B. 二联脉　　　C. 丝脉　　　D. 细脉　　　E. 缓脉

4. 患者,男,41 岁。近期出现头晕、乏力,连续 3 天血压 140～150/90～96 mmHg。患者的血压属于(　　)。

A. 正常值　　　B. 正常高值　　　C. 1 级高血压　　D. 2 级高血压　　E. 3 级高血压

5. 昏迷患者呼吸道有较多分泌物蓄积时,可出现(　　)。

A. 库斯莫尔呼吸   B. 叹息样呼吸   C. 蝉鸣样呼吸

D. 鼾声呼吸   E. 潮式呼吸

6. 下列哪项不属于吸气性呼吸困难的临床表现?(　　)

A. 三凹征   B. 吸气时间缩短   C. 指甲发绀

D. 鼻翼扇动   E. 胸闷、烦躁

7. 下列关于呼吸异常患者的护理措施,哪项是错误的?(　　)

A. 提供舒适的环境,室内温度应保持在 22～24 ℃

B. 观察呼吸的频率、深度、节律等

C. 嘱患者多吃肉类,补充营养

D. 嘱患者多喝水

E. 指导患者戒烟限酒

8. Ⅱ型呼吸衰竭的患者在吸氧时应注意(　　)。

A. 低浓度、低流量持续吸氧   B. 低浓度、低流量间断吸氧

C. 高浓度、高流量持续吸氧　　　　　　　D. 高浓度、高流量间断吸氧

E. 低流量、高浓度持续吸氧

9. 足底禁忌用冷的原因是(　　　)。

A. 防止反射性心率减慢　　　B. 防止心房颤动　　　C. 防止传导阻滞

D. 防止一过性冠状动脉收缩　　E. 防止腹泻

10. 炎症早期采用热疗的主要目的是(　　　)。

A. 解除肌肉痉挛　　　　　B. 降低微生物活力　　　C. 动静脉吻合支开放

D. 促进炎症渗出物的吸收　　E. 使炎症局限

课前检测参考答案:1. B;2. A;3. D;4. C;5. D;6. B;7. C;8. A;9. D;10. D。

第二部分　翻 转 内 容

生命体征是体温 temperature、脉搏 pulse、血压 blood pressure 及呼吸 respiration 的总称,取其英文首字母即 T、P、R、BP。生命体征受大脑皮质控制,是机体内在活动的一种客观反映,是衡量机体身心状况的可靠指标。现已将疼痛纳为第五生命体征。

一、体温过高与冷热疗法

【个人任务　问与答】请分别说出口温、肛温和腋温的平均温度和正常范围。

参考答案:口腔内的温度即口温的正常范围是 36.3～37.2 ℃,平均温度是 37.0 ℃;直肠处的温度即肛温的正常范围是 36.5～37.7 ℃,平均温度是 37.5 ℃;腋窝处的温度即腋温的正常范围是 36.0～37.0 ℃,平均温度是 36.5 ℃。

【小组任务　小组汇报 1】中暑

要点提示:中暑的概念、病因、临床表现和处理方法。

【个人任务　问与答】什么是体温过高?

参考答案:体温过高是指机体体温升高超过正常范围,分为生理性体温升高和病理性体温升高,病理性体温升高包括发热和过热两种。

【个人任务　问与答】体温过高分为几个等级?

参考答案:以口温为例,可划分为低热、中等热、高热、超高热 4 个等级。

【个人任务　问与答】人体主要的产热部位在哪里?

参考答案:人体主要的产热器官是肝脏和骨骼肌。

【个人任务　问与答】人体最主要的散热部位在哪里?

参考答案:人体最主要的散热部位是皮肤,呼吸、排尿和排便也能散发部分热量。

【个人任务　问与答】哪些同学有过发热的经历,请描述一下自己发热时的表现和感受。

要点提示:请 2～3 名同学谈自己发热时的表现和感受,总结出发热的部分临床表现,在讲

解发热的临床表现时相呼应。

发热的过程主要分为三期。

(1) 体温上升期,特点是产热大于散热。临床表现为疲乏无力、皮肤苍白、干燥无汗、畏寒,甚至寒战。皮肤是最大的散热器官,表皮血管收缩,减少散热,皮肤则表现为苍白,表皮的血液循环减少,患者就会感觉寒冷,皮肤则不会出汗,就像冬天环境温度冷,表皮血液循环减少,皮肤苍白,冷,出汗少。骨骼肌是主要的产热部位,此期全身骨骼肌收缩产热,患者会感觉疲乏无力,就好像进行过剧烈活动一样,因为骨骼肌疲劳了。如果发热患者的手脚冰凉,说明患者的体温还没有达到最高点,体温还会上升,机体还会调动一切方法增加产热,减少散热,使患者的体温继续上升。体温上升的形式有两种:骤升和渐升。体温骤升者寒战会比较多。

(2) 高热持续期,特点是产热和散热在较高水平趋于平衡。临床表现为面色潮红、皮肤灼热、口唇干燥、呼吸脉搏加快、头痛头晕、食欲不振、全身不适、软弱无力。此期已经开始启动散热机制,表皮的血液循环增加,使得表皮的温度与体核的温度接近,温度都较高,所以患者会表现出面色潮红,皮肤灼热。通过加快的呼吸带走更多水分,帮助机体散热,导致口唇干燥。高热会改变消化系统中酶的活性,出现食欲不振。

(3) 体温下降期(退热期),散热大于产热,体温恢复至正常水平。临床表现是大量出汗、皮肤湿冷。出汗是散热最主要的方式,通过出汗带走大量的热量。体温下降分为骤退和渐退。体温骤升者易出现体温骤退的情况,体温骤退时因短时间内大量出汗,患者易出现血压下降、脉搏细速等虚脱或休克的现象,护士可提前嘱咐患者多饮水,及时补充体液,及时擦干汗液。

【小组任务　小组讨论1】

李某,发热一周,体温持续在39～40 ℃,24小时波动范围小于1 ℃,发热待查入院。入院时测 T 39.8 ℃,P 110 次/分,R 28 次/分,BP 135/90 mmHg,神志清楚,面色潮红,口唇干裂,体形消瘦,卧床不起,食欲差。上午8:20给予退热剂后,体温降至38.9 ℃,大量出汗,口干,下午2:00体温又升至39.7 ℃。

请问:

1. 李某的发热属于哪种热型?

2. 患者入院时的发热属于哪一期?

3. 根据该患者的病情,可以给予哪些护理措施?

参考答案:

1. 稽留热。

2. 体温上升期。

3. 护理措施包括如下几点。

(1) 降低体温:可选用物理降温和药物降温。体温超过39 ℃,选用局部冷疗(冷毛巾、冰袋、冰帽),体温超过39.5 ℃,选用全身冷疗(温水擦浴、酒精擦浴)。实施降温后半个小时要复测体温,并绘制在体温单上,同时要和其他护士做好交接班。

(2) 加强病情观察:①观察生命体征,定时测体温,每天4次,高热时每4小时测一次,每天测6次,待体温恢复至正常3天后,改为每天测1～2次,注意发热的类型、程度,及时注意P、R、BP的变化。②观察是否出现发热的伴随症状,如寒战,淋巴结肿大、出血,肝脾肿大,意识障碍等。③观察发热的原因或诱因是否消除。④观察治疗的效果。⑤观察饮水、饮食、尿量、体重等变化。

(3) 补充营养与水分:鼓励患者每日饮水3000 mL左右,必要时按医嘱通过静脉补充液体。给予高热量、高蛋白质、高维生素、易消化的流质或半流质食物,鼓励患者少食多餐。

（4）促进患者舒适:①嘱患者卧床休息,以减少能量的消耗。②做好口腔护理。③加强皮肤护理,及时擦干汗液,更换床单和衣服,防止受凉,保持皮肤的清洁、干燥,协助患者改变体位,防止压疮、肺炎等并发症的发生。

（5）心理护理:由于体温的变化,突然出现发冷、寒战、面色苍白等,患者会产生紧张不安的情绪,护理时应经常探视患者,耐心解答患者提出的各种问题,满足患者的需要。

知识拓展

术后发热的分类及护理要点

发热是术后最常见的症状,约72%的患者体温超过37 ℃,41%高于38 ℃。术后发热不一定表示伴发感染。非感染性发热通常比感染性发热来得早,这两种发热均在术后1.4~2.7天出现。

（1）吸收热:术后患者一般都有体温升高现象(不超过38.5 ℃),小手术一般在24小时以内消失,中等手术在48小时以内消失,大型手术一般在72小时内消失,原因是血液坏死组织被吸收,称为外科吸收热。吸收热的护理:严密观察体温变化,不超过38.5 ℃者无须处理,超过38.5 ℃者,可酌情给予小剂量地塞米松(5~10 mg)肌注或静脉滴注,一般在30分钟至1小时可降至正常。做好心理护理,术前向患者交代,使其有思想准备和心理准备,对于周身不适者给予酒精擦浴,用安痛定2 mL肌注等。

（2）感染热:若在手术后早期与吸收热交叉出现多不易被发现,但多数的感染热在吸收热期过后呈持续热,或体温降至正常后又出现发热。感染部位多在切口,也有部分患者出现呼吸道和泌尿系统等感染。一般是术后3~5天体温恢复正常后,再度发热,或者体温升高后持续不退,伴切口皮肤红、肿、压痛,疼痛加重。感染热的护理:嘱患者休息、多饮水、给予解热镇痛及抗感染等支持与对症治疗。做好心理疏导,让患者树立信心,配合治疗。一般先用一些效果可靠的抗生素治疗7~10天,争取用非手术方法吸收,少数不能吸收者,可采取切开引流等措施。

（3）反应热:输血、输液反应所致的发热。多为致热原进入机体所致,但有时也与药物热夹杂在一起,这种热多在输血、输液后数分钟发生,或在患者由手术室回到病房的过程中出现发热寒战,可能与麻醉本身的作用及辅助用药等使致热原的反应被抑制有关,一旦麻醉药作用过后,反应热的表现就出现了。反应热的护理:地塞米松5~10 mg加入静脉输入液体中滴注,10分钟左右即可缓解。不适合用激素者用非那根或冬眠灵,25~50 mg肌内注射,还可配合75%酒精擦浴。做好心理护理,鼓励患者配合治疗及消除紧张情绪。反应热一般发生迅速,退却也快。除非非输不可的液体,否则一般要把正在输液的液体及血液制品停掉,待缓解后再改用其他代用品输入。

（4）药物热:原因是长期应用某些药物,特别是滥用抗生素。发热出现在用药5天以后,多为高热,达39 ℃以上,一般情况良好,无明显中毒症状,无感染灶及其他可解释原因,停用抗生素后体温在48小时内迅速恢复正常,再次应用又出现高热。药物热的护理:高热时给予物理降温,并停止使用引起发热的药物。如不打算停药,在其静脉输入液体中加入地塞米松5~10 mg可短期纠正。

（5）脱水热：多发生在夏秋季。术前禁食、过度出汗而补液不足等可导致患者出现高热、烦躁、口渴、尿少而黄、体检正常、血清钠和氯偏高，补足液体后体温恢复正常，即可诊断。其机制与患者相对需水量大及体温调节中枢发育不完善有关。脱水热的护理：轻者只需喝足开水或果汁，症状即可完全消除，重者给予适当静脉输注1/4～1/3减张液体。

【个人任务　问与答】术后常见的发热有哪几种？
参考答案：吸收热、感染热、反应热、药物热、脱水热。

【个人任务　问与答】降温的方法有哪些？
参考答案：①局部冷疗：冰袋、冰囊、冰帽、冷湿敷、化学致冷袋。②全身冷疗：温水擦浴、酒精擦浴、冰毯机、药物降温。

【个人任务　问与答】禁忌用冷的情况有哪些？
参考答案：①禁忌用冷的部位：枕后、耳廓、阴囊、心前区、腹部、足底。②慎用冷的情况：昏迷者、感觉异常者、年老体弱者、婴幼儿、关节疼痛者、心脏病者、哺乳期产妇胀奶者等。③其他：血液循环障碍者或者血液循环障碍的部位，慢性炎症或深部化脓病灶，组织损伤、破裂或有开放性伤口，对冷过敏者。

知识拓展

儿童发热不推荐物理降温

发热是儿科门诊最常见的症状，也是收入院的重要原因，处理的关键是掌握退热药的用药指征和使用方法、辅助检查的合理选择等。

2016年4月发布的《中国0至5岁儿童病因不明急性发热诊断和处理若干问题循证指南（标准版）》及《儿童发热家庭护理指南（2016版）》，基本上否定了物理降温的作用，所以不推荐使用温水擦浴来退热，更不推荐冰水或乙醇（酒精）擦浴方法来退热。实际上，大部分急性发热性疾病都不需要过度使用药物治疗，一般3～5天无需特殊治疗也会退热。

所以，临床上可根据患儿的精神状态和舒适度合理用药。若患儿精神状态好，无明显哭闹等不适表现，即使体温超过了38.5 ℃也可不使用退热药；若患儿精神状态不好，舒适度不佳，即便体温未达到38.5 ℃，也可以使用退热药。

知识拓展

人体冷冻技术

人体冷冻技术被国外杂志列为十大超越人类极限的未来科学技术。人体冷冻技术是一种试验中的医疗科学技术，它把人体或动物在极低温（零下196 ℃以下）的情况下冷藏保存，期待未来能通过先进的医疗科技使他们或它们在解冻后复活及能进行治疗。

【小组任务　小组讨论2】

李某,女,80岁,因"发热伴咳嗽1天"入院,诊断为"肺炎",既往有"陈旧性脑梗死、脑血管性痴呆、左侧肢体偏瘫、肌力0级"等病史。入院第7天23：00,责任护士按照护理操作规范要求的水温给予患者热水袋保暖,并告知陪伴患者的家属使用了热水袋,在得到家属能够观察到用热水袋保暖的肯定回答的情况下,就未采用其他防止烫伤的护理措施。次日8：10,护士交接班时发现患者左下肢被热水袋烫伤,浅Ⅱ度～深Ⅱ度,伴有水疱,表皮破损,露出鲜红色创面,面积9.5 cm×4.0 cm。7天后,创面出现黑色痂皮并伴有几处脓性分泌物,伤口周围皮肤发红、发烫,立即请本院护理伤口造口小组会诊,并严格按照会诊意见进行创面处理。11周后创面愈合。

请问:导致此事件发生的原因有哪些? 针对此事件可以给予哪些纠正措施?

参考答案:

1. 事件原因分析:

(1) 主要原因:责任护士忽视了"热水袋使用"的一些细节,如热水袋应加毛巾等其他布类物品包裹等。忽视了患者有脑血管性痴呆、左侧肢体肌力0级、不能自主提出不适,且放置热水袋后完全依赖家属,造成事件的发生。

(2) 根据患者的病情可以推断出患者住院期间应该实施一级护理,责任护士没有做到每小时巡视和观察患者并做好记录。

(3) 该患者为压疮高危人群,住院期间应做好压疮的预防,护士未按照压疮预防的措施检查和护理患者的皮肤,也未指导和帮助患者进行肢体的活动。

(4) 热水袋使用时间过长,热疗时间应该小于30分钟,未详细告知家属使用"热水袋保暖"中可能出现的不良情况,也没有强调不良后果的严重性。

(5) 患者出现皮肤烫伤后,未及时上报,未重视和给予患者正确的皮肤护理。

(6) 此不良事件说明临床护理操作培训、考核在该科室需要引起重视。

2. 纠正措施:

(1) 立即停止热水袋的使用,按照要求上报不良事件。

(2) 保持创面清洁,保护创面免受污染。

(3) 请护理伤口造口小组和烧伤科会诊,根据专科意见进行处理。

(4) 检查各项护理工作指引是否健全、实用,涉及内容是否广泛和是否具有一定的科学指导作用。例如,对特殊患者进行热疗时,可选用降低热水袋常规水温10%～20%的方法,并根据需要定时调整,将护理观察评估的具体时间和要求也一并纳入热疗护理指引中。

(5) 培训护士,提高护士的业务水平。

【个人任务　问与答】被开水或热油烫伤后如何紧急处理?

参考答案:冷疗法。

烫伤后,牢记烫伤后处理的五字诀,可以减少伤害。

(1) 冲:烫伤部位用清洁的流动冷水冲洗30分钟以上,冲到局部不痛为止,水流不宜过急。流动的冷水可迅速带走局部热量,减少烫伤或烧伤部位残余的热量以防止继续损伤皮肤组织,缓解疼痛,减少组织水肿和水疱形成。

(2) 脱:在冷水中,将覆盖伤口表面的衣物去除,切记不可强行剥脱,避免弄破水疱和撕破皮肤。必要时用剪刀剪开衣服。脱掉热液浸透衣物后可脱离致热源,进一步检查明确烫伤部位。

（3）泡：将烫伤的部位在冷水中持续浸泡10～30分钟,缓解疼痛,进一步散发热量。

（4）盖：通过以上处理后,以洁净或无菌的纱布、毛巾、被单、衣物或毛毯等覆盖伤口并固定保护,保持伤口清洁、减少感染。

（5）送：将烫伤者送到可治疗烧伤的专科医院进行治疗。

抹牙膏、撒盐、泼醋,这些方法都是错误的。

【个人任务　问与答】禁忌用热的情况有哪些?

参考答案：①未明确诊断的急性腹痛者、各种脏器出血者、患出血性疾病者、心肝肾功能不全者、皮肤湿疹者、急性炎症者、孕妇。②部位：金属移植物部位、人工关节部位、面部危险三角区、软组织损伤或扭伤的初期（48小时内）部位、恶性病变部位、睾丸。③慎用热的情况：麻痹或感觉异常者、婴幼儿、年老者。

【小组任务　小组汇报2】微波理疗在临床护理中的运用

要点提示：微波理疗的原理、作用、运用于哪些疾病、如何使用、使用时应注意什么等。

二、异常脉搏

【个人任务　问与答】体温升高后对脉搏、血压和呼吸有什么影响?

参考答案：①脉搏：体温每升高1℃,成人脉率增加10次/分,儿童增加15次/分。②血压：在发热的时候心脏的做功量增加,容易导致血压升高。③呼吸：体温升高呼吸加深加快,体温每升高1℃,呼吸频率增加3～4次/分。

【个人任务　问与答】正常成人安静状态下脉率为多少? 脉率受哪些因素的影响?

参考答案：正常成人在安静状态下脉率为60～100次/分,常见的影响因素有年龄、性别、体形、活动与情绪、饮食、药物等。

【个人任务　问与答】异常脉搏包括哪些?

参考答案：脉率异常（心动过速、心动过缓）;节律异常（间歇脉、脉搏短绌）;强弱异常（洪脉、细脉、交替脉、水冲脉、重搏脉、奇脉）;动脉壁异常。

【个人任务　问与答】什么是脉搏短绌?

参考答案：脉搏短绌（pulse deficit）：单位时间内脉率少于心率称为脉搏短绌,简称绌脉。脉搏短绌的特点是,心律完全不规则,心率快慢不一,心音强弱不等。发生的机制是由于心肌收缩力强弱不等,有些心排出量少的搏动可发生心音,但不能引起周围血管的搏动,造成脉率低于心率。常见于心房颤动的患者。绌脉越多,心律失常越严重。病情好转,绌脉可以消失。

【学生演示】在人体身上找出测量这些脉搏（颞动脉、颈动脉、股动脉、肱动脉、腘动脉、桡动脉、胫骨后动脉、足背脉）的位置。

参考答案：①颞动脉：在咬肌前缘下颌骨下缘处,在外耳道前方。②颈动脉：颈部中间偏一侧两横指的位置。③股动脉：腹股沟中点稍下方。④肱动脉：肱二头肌内侧沟。⑤腘动脉：在腘窝中。⑥桡动脉：手腕偏拇指侧。⑦胫骨后动脉：在内踝与跟结节之间可摸到搏动。⑧足背动脉：长伸肌腱外侧可摸到搏动。

三、高血压

【个人任务　问与答】某天,你的一位亲戚喝酒后感觉头晕,跑到你家请你为他测量一下血压,血压测量值为 165/108 mmHg,这位亲戚问你他是否得了高血压,你如何向他解释他的血压呢?

参考答案:他不一定得了高血压。因为单凭一次测量的血压值偏高并不一定代表患有高血压。他这一次测量的血压值偏高可能与他喝酒、运动、紧张有关,需要定时间、定部位、定体位、定血压计连续不同日三次测出的血压偏高才可诊断为高血压。高血压的分类见表 4-1。

表 4-1　高血压的分类

分级	收缩压/mmHg	舒张压/mmHg
正常血压	<120	<80
正常高值	120～139	80～89
高血压:		
1 级高血压(轻度)	140～159	90～99
2 级高血压(中度)	160～179	100～109
3 级高血压(重度)	≥180	≥110
单纯收缩期高血压	≥140	<90

注:收缩压与舒张压属于不同级别时,应按两者中较高的级别分类;患者既往有高血压史,目前正服抗高血压药,血压虽已低于 140/90 mmHg,也诊断为高血压。

【个人任务　问与答】如果你的这位亲戚确诊高血压后,你如何指导他进行高血压的护理呢?

参考答案:高血压的护理包括如下几点。①良好环境:环境要安静舒适,有利于维持血压稳定。②合理饮食:选择低脂、低胆固醇、低盐、高维生素、富含纤维素的易消化食物。应限制钠盐的摄入,每日摄入食盐不应超过 6 g。③生活规律:保持足够的睡眠、养成定时排便的习惯、注意保暖、避免冷热刺激等。④控制情绪:调整情绪,保持心情舒畅。⑤坚持运动:如步行、快走、慢跑、练气功、打太极拳等,运动应量力而行、循序渐进,避免过度劳累。运动的最佳形式是步行,最好的时间是在傍晚。⑥加强监测:做到“四定”,即定时间、定部位、定体位、定血压计,同时应注意监测患者用药的疗效及不良反应,观察有无并发症的发生。⑦健康教育:合理膳食、适当运动、戒烟限酒、控制体重、心理平衡。

知识拓展

世界高血压日

每年 5 月 17 日为“世界高血压日”。高血压是人类健康的“无形杀手”,提高对高血压的认识,对早期预防、及时治疗有极其重要的意义。1998 年,卫生部为提高广大群众对高血压危害的认识、动员全社会都来参与高血压预防和控制工作、普及高血压防治知识,决定将每年的 10 月 8 日定为“全国高血压日”。

知识拓展

高血压认识误区

(1) 没有感觉,就没有问题(误区)。血压升高后会感觉头痛、头晕、耳鸣、失眠等。但有些人却没什么感觉,如同温水煮青蛙,血压慢慢地升高反而不难受了。没有感觉不等于没有危害,血压升高,无论有没有感觉都应该用药治疗。

（2）降压药不能随便吃，一旦吃了就断不了（误区）。降压药不是成瘾性药物，没有依赖性，可随时停药。问题是不能停，一旦停药，血压会重新升高。高血压是终生性疾病，需要终生用药控制。

（3）开始不能用"好"药（误区）。治疗感染不能首选高级别的抗生素，因为一旦耐药，便无药可用。降压药作用的对象不是细菌，而是受体，不会出现类似抗生素耐药的情况。所谓"好"药，不但降压效果好，副作用小，而且对心、脑、肾等器官有保护作用。所以选择降压药，哪个好，就选哪个，而且开始就用"好"药。

（4）血压高吃药，血压正常就停药（误区）。用药后血压正常，是药物作用的结果，是药物控制下的平衡，停药后平衡被打破，血压会重新升高。血压高了用药，正常就停药的按需用药的模式会导致血压总是处于波动之中，而心肌梗死、脑梗死等并发症都是在血压波动时发生的。

（5）血压越低越好（误区）。收缩压最好维持在 110～140 mmHg 之间，过高或过低，并发症会增加，死亡率会增高。同样的道理，舒张压最好维持在 70～90 mmHg 之间。

（6）发现血压升高，要快速降到正常（误区）。血压是逐渐升高的，降压也要逐渐下降。除了高血压危象等紧急情况外，不建议快速大幅度降压，否则会引起脑灌注不足等意外情况。对高血压急症，24～48 小时内把血压缓慢降至 160/100 mmHg 即可。

（7）降压药隔几年就要更换（误区）。如果正确地选择了降压药，血压控制得很好，而且没有出现副作用，应该继续用下去，不建议定期换药。除非新药上市，并且新药在疗效和副作用方面都有很大的优势，可以考虑换药。为了换药而换药的做法，会人为造成血压波动，甚至导致高血压危象的发生。是否需要调药必须在专科医生的指导下进行，切不可擅自行动。

（8）降压药没有副作用（误区）。任何药都有副作用，包括降压药。如果按说明用药，副作用会很轻微。不要因噎废食，和高血压的危害相比，降压药的副作用微乎其微。

（9）降压药伤肾（误区）。这种说法由来已久而且非常顽固，这里的"肾脏"也暗含男性性功能之意。沙坦类、普利类、地平类降压药通过降压有保肾的作用，前两类药物更是慢性肾脏病的首选用药，并有改善性功能的作用。伤肾的是高血压，而不是降压药。

（10）保健品也能降血压（误区）。近些年降压保健品越来越多，比如降压枕、降压手表、降压帽、降压鞋垫等，这些保健品都声称有良好的降压作用，但结果并非如此。保健品的降压功效并未经过科学的临床认证，使用这类保健品降压，即使保健品没有危害，也会延误高血压的治疗。

（11）盲目治疗（误区）。有的患者长时间一味服药而不定期到医院检查，这样易产生药物副作用或耐药性。不同的患者需根据其病程、年龄、个体差异、脏器功能等情况，在医生指导下选择适当的药和适当的药量。

（12）单纯依赖降压药，不做综合性治疗（误区）。高血压是由多种因素造成的，治疗上也需要采取综合性的措施，否则就不可能取得理想的治疗效果。在治疗过程中，除选择适当的药物外，还要注意劳逸结合，饮食宜清淡、少盐，适当地参加文体活动，减轻体重等。

（13）盲目长期服用一种降压药，视服药为一种"生活习惯"，不讲究实效（误区）。任何药物长期服用都会降低疗效，产生耐药性，并易出现药物副作用。此外，不同的患者，需根据其病程、年龄、个体差异、脏器功能等情况，选择适当的药物治疗，千篇一律或长期服用一类药物，不加更改，不明血压高低，实际上也是一种"盲目或无效治疗"，所以这种做法是不可取的。正确的做法是在医生的指导下，按病情的需要及时调整药物。

（14）不求医，自行购药治疗（误区）。市场上治疗高血压的药物多达几十种，各有适应证和一定的副作用，患者的情况也各不相同，科学、合理的治疗需在医生的指导下完成，自行购药服用，带有一定的危险性。

（15）不根据具体情况，一味追求血压达到正常水平：老年人（60 岁以上），均有不同程度动脉（主要指心、脑、肾动脉）硬化，稍偏高一点的血压，有利于脏器的血液供应，如果不顾年龄及患者的自身情况，而一味要求降压到正常水平，反而得不偿失。血压究竟降至多少为宜，应因人而宜，不可一律追求正常血压值。

（16）偶尔测得血压高就一定是高血压（误区）。偶尔测得血压高，有可能是测量前心态不平或精神紧张等因素所致。因此，掌握正确的测量方法尤为重要。通常，自测高血压的方法为，连续测量 7 天，每天早上 6—9 点间测量一次，每次 3 遍，取其平均值，18—21 点之间测量一次，每次 3 遍，取其平均值。

（17）降压药的种类越单一越好（误区）。对很多高血压患者来说，单一药物并不能使血压降至理想水平。研究发现，70％以上的高血压患者需同时使用 2 种或 2 种以上降压药才能使血压达标。如果单一地增加某一种降压药物的使用剂量，会加重患者的不良反应。因此，专家建议，患者最好联合使用 2 种或 2 种以上的降压药，而不是增加单一药物的剂量。联合用药一方面使血压控制更好，另一方面联合得当，还能增强对重要脏器的保护作用。高血压指南也明确指出，降压的原则是小剂量联合用药。

（18）把丹参片、保心丸等当成降压药（误区）。丹参片、保心丸等药物对冠心病的治疗有一定益处，却并不具有确切的降压作用。高血压患者如果将这些药物当作降压药服用，是不妥当的。若在没控制好血压的情况下，服用此类活血化瘀的药，还会增加脑出血的危险。

（19）用中成药降压更好（误区）。有人认为，中药的副作用小些，降压效果也更好。实际上，所有药都有一定的副作用，因误服中药致残、致死的情况也常有报道。专家提醒，珍菊降压片、复方罗布麻片都是短效降压药。必须每天按时服用三次。如果一天只吃一次，或没有严格按时服用，不但没有降压作用，反而会使血压发生大的波动，其副作用可能比长效降压药还要大些。另外，患者还需注意分辨药物说明书的真伪。正规厂家生产的西药使用说明书非常全面、详细，即使发生率非常低的不良反应亦被详细列出。但市面上某些中成药药品说明书很简单，副作用也未完全列出，需要患者仔细辨别。

（20）一手拿着酒瓶，一手拿着药瓶（误区）。血压高服药很重要，但只注重吃药是不够的，非药物治疗也直接影响降压效果。进行药物治疗的同时也需要采取综合措施，包括限制体重、限盐、合理膳食、戒烟、进行有氧运动等，否则就难以达到理想的治疗效果。

（21）患高血压数年，适应了，吃降压药后反而更难受，就干脆不吃药了（误区）。产生原因主要与降压速度过快和某些降压药的副作用（如卡托普利造成的咳嗽、地平类降压药造成的面红、头痛等）有关。除高血压急症外，多年的高血压无需立即降至正常。正确的做法：小剂量开始，剂量逐步递增，通过 1～2 个月或更长的时间，把血压缓慢降至正常，并坚持继续服用下去，这样不减少脏器供血量，发生意外的可能性很小。由药物副作用所致不适者，可改换另类降压药，再按上述方法继续服用。

（22）每年"冲"两次血管，就用不着吃降压药了（误区）。"冲"血管的药，大都是活血化瘀、扩张血管的中成药，一般降压幅度很小，药效持续时间很短，目前还没有一种输液用的药物，输上几天，能维持血压几个月处于理想水平。对于一个慢性高血压患者来说，一时的输液是达不到长期降压和稳定血压目的的。只有规范、合理地口服降压药才能使血压达标，减少心脑血管等疾病。

（23）灵丹妙药根治高血压（误区）。一经确诊，绝大多数高血压患者都需要终生坚持非药物和药物治疗。但不少广告宣称，某种药物、高科技产品、保健食品或保健仪器能根治高血压，不必再吃降压药。这些全是虚假宣传，会影响高血压的规范治疗。目前，全世界尚没有哪一种药物、仪器能够根治高血压。不管在何地、何种媒体宣传的能根治高血压的"灵丹妙药"都是虚假宣传。

（24）太早用药，以后会无效（误区）。一部分高血压患者认为，降压药用得太早会导致以后用药无效，如现在症状不严重就不要用药，这种想法非常危险。因为血压升高后，心、脑、肾等多个器官会在不知不觉中受到损害。血压控制得越早，越能预防伤害，其预后就越好。如果等到这些脏器出现了并发症，就已失去了最佳治疗时机。

（25）去医院复查前停药（误区）。有些人去医院复查之前停用降压药物，认为停药后血压测量得更真实，这也是错误的做法。因为降压治疗是一个长期过程，医生更关注服药后的血压水平。因此，无论是否去医院就诊，均应按时服药。

（26）老年人血压不能降至正常，否则会影响脏器的血液灌注（误区）。这是没有道理的。在血容量及心搏出量不变的情况下，血压的变化主要决定于外周血管的阻力。这种阻力增加主要是由大动脉硬化及阻力小动脉收缩引起的。因此，高血压是二者的综合结果，它并不能增加各器官的有效循环血量。所以老年人血压降至正常，不会影响脏器的血液灌注。当然，老年高血压患者由于血管日益老化，管壁增厚变硬，管腔狭窄，血管舒缩功能受限，所以用药期间应严密监测血压，观察药物治疗周期应稍长，一般用药 1～2 周再调整药物剂量；联合用药时应从小剂量开始。

（27）新上市的降压药比"老"降压药好（误区）。一种理想的降压药应具备以下五个条件：①具备有效的降压作用，并不产生耐药性；②能抑制和逆转高血压所致的心、脑、肾和血管损害；③能减少或不增加心血管的其他危险因素；④不加重伴有的其他疾病如慢阻肺、糖尿病、冠心病、肾功能不全、心力衰竭等；⑤服用方法简便，无严重副作用。只要符合上述五点，不管"老"药还是新药都是好药。对每个具体患者来说，能有效控制血压并适宜长期治疗的药物，就是好的降压药。药理学家通过比较新、"老"降压药物发现，一些新上市的降压药并没有更好的降压效果；在减少合并症上也是如此。

【小组任务　小组讨论3】

患者曾某,男,40岁,诊断为胆囊结石。腹腔镜胆囊切除术后行心电监护,护士刘某将测血压的袖带放在了肘窝以下,导致本来正常的血压值在心电监护仪上显示为偏高的数值,报告医生后立即给予降压药物,致患者血压迅速下降,并出现休克症状。

请问:导致此事件发生的原因有哪些?针对此事件可以给予哪些纠正措施?

参考答案:

1. 事件原因分析:

(1) 护士没有按照心电监护的操作规范将测血压的袖带绑准确,袖带放置位置不准确,导致测量血压错误。

(2) 护士过于依赖监护仪,护理观察被弱化。

(3) 医生不了解患者的病情,在给患者用降压药前没有核实患者的病情,仅根据一次心电监护测得的血压值就为患者盲目用药。

2. 纠正措施:

(1) 立即给予患者升血压的药物,稳定患者的血压,严密观察患者的血压变化及其他生命体征,若出现变化及时对症处理。

(2) 培训医生和护士,提高其病情观察能力、临床分析能力和综合判断能力。

(3) 培训护士,使护士严格遵守各项操作规范,避免出错进而导致对患者病情的错误判断,提高医生和护士的业务素质和责任心。

四、呼吸

【个人任务　问与答】正常成人安静状态下呼吸频率是多少?影响呼吸的因素有哪些?

参考答案:正常成人安静状态下呼吸频率为16~20次/分、节律规则、均匀无声且不费力。呼吸与脉搏的比例为1:4。影响呼吸的因素有年龄、性别、活动、情绪、血压、体温。

【个人任务　问与答】异常的呼吸包括哪些?

参考答案:呼吸异常主要包括频率异常(呼吸过速、呼吸过缓)、深度异常(深度呼吸、浅度呼吸)、节律异常(潮式呼吸、间断呼吸)、声音异常(蝉鸣样呼吸、鼾声呼吸)、形态异常(胸式呼吸减弱,腹式呼吸增强;腹式呼吸减弱,胸式呼吸增强)、呼吸困难(吸气性、呼气性、混合性呼吸困难)六个方面。

【个人任务　问与答】什么是深度呼吸?

参考答案:深度呼吸又称库斯莫尔(Kussmaul's)呼吸,是指一种深而规则的大呼吸。见于糖尿病酮症酸中毒和尿毒症酸中毒等,以便机体排出较多的二氧化碳,调节血中的酸碱平衡。

【个人任务　问与答】什么是潮式呼吸?其产生机制是什么?

参考答案:潮式呼吸又称陈-施(Cheyne-Stokes)呼吸,是一种呼吸由浅慢逐渐变为深快,然后再由深快转为浅慢,在经一段呼吸暂停(5~20秒)后,又开始重复以上过程的周期性变化的呼吸,其形态犹如潮水起伏,见于中枢神经系统疾病(脑炎、脑膜炎、颅内压增高及巴比妥类药物中毒)。产生机制是由于呼吸中枢的兴奋性降低,只有当缺氧严重,二氧化碳积聚到一定程度时,才能刺激化学感受器,使呼吸中枢兴奋,使呼吸恢复并逐渐加强,当积聚的二氧化碳慢慢呼出以后,对化学感受器的刺激逐渐减弱,呼吸中枢的兴奋性也逐渐减弱,呼吸也慢慢减弱,当体内积聚的二氧化碳全部呼出以后,缺氧对化学感受器的刺激消失,呼吸中枢的兴奋性消失,呼吸也暂停。经过一段时间(5~20秒)后体内的二氧化碳浓度又开始升高,呼吸又开始恢复并逐渐增强,继续重复以上过程。

【个人任务　问与答】什么是间断呼吸?

参考答案:间断呼吸又称毕奥(Biots)呼吸。表现为有规律的呼吸几次后,突然停止呼吸,间隔一个短时间后又开始呼吸,如此反复交替。即呼吸和呼吸暂停现象交替出现,见于颅内病变或呼吸中枢衰竭等患者,常在临终前发生。

【个人任务　问与答】什么是呼吸困难?

参考答案:患者主观上感到空气不足,客观上表现为呼吸费力,出现发绀、鼻翼扇动、端坐呼吸,辅助呼吸肌参与呼吸活动,造成呼吸频率、深度、节律异常。

【个人任务　问与答】呼吸困难分为哪三类? 其表现分别是什么?

参考答案:①吸气性呼吸困难:特点是吸气显著困难,吸气时间延长,有明显的三凹征(吸气时胸骨上窝、锁骨上窝、肋间隙出现凹陷)。主要由气管阻塞、气管异物、喉头水肿等使上呼吸道部分梗阻,气流不能顺利进入肺,吸气时呼吸肌收缩,肺内负压极度增高所致。②呼气性呼吸困难:特点是呼气费力,呼气时间延长。见于支气管哮喘、阻塞性肺气肿等,是下呼吸道部分梗阻,气流呼出不畅所致。③混合性呼吸困难:特点是吸气、呼气均感费力,呼吸频率增加。由广泛性肺部疾病使呼吸面积减少,影响换气功能所致。常见于重症肺炎、广泛性肺纤维化、大面积肺不张、大量胸腔积液等。

【个人任务　问与答】异常呼吸的护理措施包括哪些?

参考答案:异常呼吸的护理措施包括如下几点。①提供舒适环境:保持环境整洁、安静、舒适,室内空气流通、清新,温湿度合适,一般室内温度应保持在 22~24 ℃,湿度保持在 50%~60%。根据患者的病情或呼吸困难的程度,给患者安置合适的体位,嘱患者卧床休息,以减少耗氧量,改善呼吸困难情况。②加强观察:观察呼吸的频率、深度、节律、声音、形态有无异常;有无咳嗽、咳痰、咯血。③提供营养和水分:选择营养丰富,容易咀嚼和吞咽的食物,注意水分的供给,避免过饱及食用产气食物,以免膈肌上移影响呼吸。④吸氧:给予氧气吸入。必要时可用呼吸机辅助呼吸。⑤心理护理:指导患者保持情绪稳定,维持良好的心理状态。⑥健康教育:指导患者戒烟限酒,以减少对呼吸道黏膜的刺激;培养良好的生活方式;教会患者呼吸训练的方法,如缩唇呼吸、腹式呼吸等。

五、清除呼吸道分泌物的护理技术

【个人任务　问与答】清除呼吸道分泌物的护理技术包括哪几种?

参考答案:有效咳嗽、叩击、体位引流、吸痰法。

【个人任务　学生演示 1】有效咳嗽。

要点提示:患者取坐位或半卧位,屈膝,上身前倾,双手抱膝或在胸部和膝盖上置一枕头并用两肋夹紧,深呼吸数次后屏气 3 秒(有伤口者,护士应将双手压在切口的两侧),然后患者腹肌用力,两手抓紧支持物(脚和枕),用力做爆破性咳嗽,将痰液咳出。但临床上也会遇到许多患者咳嗽反射较弱,可以在其吸气后给予刺激,即按压及横向滑动胸骨上窝的气管,促使咳嗽。

【个人任务　学生演示 2】叩击/拍背。

要点提示：患者取坐位或侧卧位，操作者将手固定成背隆掌空状，腕关节不动，利用肩肘关节带动手掌，使手掌平稳着落（该方法叩击力较均匀、稳定），对肺部进行有节奏的叩击，从下部向上部，由外侧向内侧，每个肺叶反复叩击1～3分钟，叩击相邻的部位应重叠1/3。正确的手势是，行胸部叩击时，听到的是空空的叩击声而不是啪啪的拍打声。叩击时要衬着衣物，力度适中，以达到排痰效果，又不引起患者疼痛，叩击局部皮肤以不发红为宜。边叩边鼓励患者咳嗽。叩击的时间和强度应根据患者的具体情况而定，应在饭前30分钟或饭后2小时进行。每天3～4次，每次10～15分钟。若患者痰多，可增加次数。不可在裸露的皮肤、肋骨上下、脊柱、乳房等部位叩击。

【个人任务　问与答】叩击前后需要评估哪些内容？

参考答案：①了解患者的病史及适应证，确定有无禁忌证。②评估患者呼吸型态，听诊肺部呼吸音以确定痰液积聚部位。③了解患者及家属意愿、认知和执行能力。④评估患者痰液的颜色、性状、量等。

知识拓展

叩击的适应证和禁忌证

叩击排痰法适用于大量黏液和稠厚分泌物，呼吸功能降低或咳痰无力的患者，如长期卧床、活动障碍、营养缺乏及术后的患者。不仅适用于大部分临床科室，还可运用于家庭护理中。但是，有以下情况的患者不能给予叩击。

（1）不稳定的头颅、脊髓损伤：各种致病因素引起脊髓横贯性损害后，造成损害平面以下的脊髓神经功能（运动、感觉、括约肌及自主神经功能）障碍。叩击会加重脊髓神经的损害，禁忌拍背叩击。

（2）肺栓塞：栓子堵塞肺动脉主干或分支，引起肺循环障碍，肺栓塞患者即使无明显症状，也应卧床，床上活动时应避免突然坐起、转身及改变体位等，叩击易引起血栓脱落，阻塞肺动脉而危及生命。

（3）大咳血、活动性出血：叩击易导致出血情况恶化，甚至血管破裂。

（4）胸部骨折：患者多表现为胸骨肿胀、疼痛，可伴有呼吸、循环功能障碍。叩击会增加患者的疼痛，甚至出现呼吸循环功能障碍。

（5）多发肋骨骨折：叩击易引起肋骨断端移动，刺破胸膜，产生气胸、血胸、咯血等。

（6）主动脉夹层动脉瘤：患者应严格卧床休息，避免碰撞、身体突然用力等而改变体位，导致血压波动，更不能进行胸背部叩击，防止主动脉夹层破裂大出血，危及患者生命。

【个人任务　问与答】叩击和雾化吸入、拍背有何关系？

参考答案：拍背目的是使附着在支气管管壁的痰液松动脱落，而雾化吸入的目的是缓解支气管痉挛、稀化痰液，防止呼吸道感染。应先雾化吸入后拍背，稀化后的痰液更容易松动脱落，易于咳出。拍背排痰最好的顺序是，雾化吸入—叩击—咳痰—进食—饮水—睡觉，这样的顺序可以取得最大的治疗效果，同时不影响患者休息。每次翻身时是否给患者进行拍背，需要根据患者痰液多少和黏稠度来决定。

【小组任务　学生演示 3】体位引流

要点提示:采用头低足高位,患肺处于高位,引流的支气管开口向下,便于分泌物引流咳出,嘱患者间歇深呼吸并用力咳痰。宜选择空腹时体位引流,每日 2～4 次,每次 15～30 分钟。痰液黏稠不易引流时,可给予蒸汽吸入、超声雾化吸入、祛痰药。体位引流时应监测如下几项。①患者的反应,如出现头晕、面色苍白、出冷汗、血压下降等情况,应停止引流。②引流液的色、质、量并予以记录。③引流液大量涌出时,应注意防止窒息。如引流液每日少于 30 mL,可停止引流。④叩击与体位引流后,立即进行深呼吸和咳嗽,有利于分泌物的排出。

适应证:痰量较多、呼吸功能尚好的支气管扩张、肺脓肿患者。

禁忌证:严重高血压、心力衰竭、高龄、极度衰弱、意识不清的患者。

六、氧气疗法

【个人任务　问与答】缺氧分哪四种?

参考答案:低张性缺氧、血液性缺氧、循环性缺氧和组织性缺氧。

(1) 低张性缺氧:PaO_2 降低,SaO_2 减少,组织供氧不足。由于吸入氧气分压过低,外呼吸功能障碍,静脉血分流流入动脉血所致。常见于高山病、慢性阻塞性肺疾病(慢阻肺)、先天性心脏病等。

(2) 血液性缺氧:Hb 数量减少或性质改变造成血氧含量降低或血红蛋白结合的氧不易释放所致,常见于贫血,CO 中毒,高血红蛋白症等。

(3) 循环性缺氧:由组织血流量减少使组织供氧量减少所致。由全身性循环性缺氧和局部性循环性缺氧所导致。常见于休克、心力衰竭、栓塞等。

(4) 组织性缺氧:组织利用氧障碍所致。主要是由组织中毒、细胞损伤、呼吸酶合成障碍所致。常见于氰化物中毒、大量放射性照射等。

【个人任务　问与答】以上四种缺氧类型中,哪种吸氧的效果最好?

参考答案:低张性缺氧时患者的 PaO_2 降低,SaO_2 减少,吸氧能提高动脉 PaO_2、SaO_2 和 CaO_2,使组织供氧增加,因此氧疗效果最好。

【个人任务　问与答】如何判断缺氧的程度?

参考答案:根据临床表现及动脉血氧分压(PaO_2)和动脉血氧饱和度(SaO_2)来确定。血气分析检查是监测用氧效果的客观指标。

(1) 轻度低氧血症:$PaO_2 > 6.67$ kPa(50 mmHg),$SaO_2 > 80\%$,无发绀,一般不需氧疗。如有呼吸困难,可给予低流量低浓度(氧流量 1～2 L/min)氧气。

(2) 中度低氧血症:PaO_2 为 4～6.67 kPa(30～50 mmHg),SaO_2 60%～80%,有发绀、呼吸困难,需氧疗。

(3) 重度低氧血症:$PaO_2 < 4$ kPa(30 mmHg),$SaO_2 < 60\%$,显著发绀、呼吸极度困难、出现三凹征,是氧疗的绝对适应证。

吸氧浓度(%)=21+4×氧流量(L/min)。

【个人任务　问与答】氧气疗法(简称氧疗)监护的内容包括哪些?

参考答案:

(1) 缺氧症状:患者由烦躁不安变为安静、心率变慢、血压上升、呼吸平稳、皮肤红润、发绀消失,说明缺氧症状改善。

（2）实验室检查：氧疗监护的客观指标，主要观察氧疗后 PaO_2（正常值 12.6～13.3 kPa 或 95～100 mmHg）、$PaCO_2$（正常值 4.7～5.0 kPa 或 35～38 mmHg）、SaO_2（正常值 95%）等。

（3）氧气装置：有无漏气，管道是否通畅。

（4）对于长期吸氧者，观察其是否出现了氧疗的副作用：当吸氧浓度高于 60%、持续时间超过 24 小时时，可出现氧疗副作用。常见的氧疗副作用有 5 种，即氧中毒、肺不张、呼吸道分泌物干燥、晶状体后纤维组织增生、呼吸抑制。

【个人任务　问与答】氧疗副作用的临床表现有哪些，如何预防各种氧疗的副作用？

参考答案：

（1）氧中毒：主要症状为胸骨下不适、疼痛、灼热感；继而出现呼吸增快、恶心、呕吐、烦躁、断续的干咳。预防措施是避免长时间、高浓度氧疗，经常做血气分析，动态观察氧疗的治疗效果。

（2）肺不张：主要症状为烦躁、呼吸及心率增快、血压上升，继而出现呼吸困难、发绀、昏迷。预防措施是深呼吸、多咳嗽、经常改变体位，防止分泌物阻塞。

（3）呼吸道分泌物干燥：吸入干燥的氧气后可导致呼吸道黏膜干燥，分泌物黏稠不易咳出，而且有损纤毛运动。预防措施是在吸氧之前一定要先湿化再吸入，并定期雾化吸入。

（4）晶状体后纤维组织增生：多见于新生儿，特别是早产儿。主要由于视网膜血管收缩，视网膜纤维化，最后出现不可逆转的失明。预防措施是对新生儿吸氧一定要控制氧浓度和吸氧时间。

（5）呼吸抑制：见于Ⅱ型呼吸衰竭，对Ⅱ型呼吸衰竭的患者，应给予低浓度、低流量（1～2 L/min）持续吸氧。

【个人任务　问与答】一名Ⅱ型呼吸衰竭患者的家属问护士："患者缺氧这么严重，为什么氧气流量开这么低呢？"护士应该如何回答患者家属呢？

参考答案：Ⅱ型呼吸衰竭患者表现为 PaO_2 降低，$PaCO_2$ 升高，由于 $PaCO_2$ 长期处于较高水平，呼吸中枢失去了对 CO_2 的敏感性，而呼吸的调节主要依靠缺氧对外周化学感受器的刺激来维持，吸入高浓度氧，解除缺氧对呼吸的刺激作用，会使呼吸中枢抑制加重，甚至呼吸停止，因此对Ⅱ型呼吸衰竭的患者，应给予低浓度、低流量（1～2 L/min）持续吸氧。

【小组任务　小组讨论 4】

患者，闫某，患"肺心病"多年，长期卧床、吸氧。本次因"肺心病"加重住院，经治疗，患者病情平稳。某天，患者主诉心慌、气短、胸闷、端坐呼吸，不能平卧。心电图显示：窦性心动过速、心肌缺血，查心肌酶均正常。急查动脉血气，血氧分压较前所查明显降低，为Ⅰ型呼吸衰竭，先后多次给予西地兰和速尿静推，并开大吸氧流量均无改善。值班医生怀疑有肺栓塞，请示上级医生做肺 CT 及肺灌注显像，上级医生指示：先查一下吸氧管有无漏气。经查，原来之前更换的新的吸氧管漏气了。重新更换吸氧管后，患者明显好转。请根据这个案例，谈谈自己的体会。

参考答案：护理工作无小事，本来可以很容易避免的事情，却让大家折腾了半天。吸氧是最基本的护理操作项目，护士操作时一定要注意细节，操作细节别忽视。在临床护理工作中，需要严格遵守各项操作规程。

【个人任务　问与答】患者，王某，阑尾炎手术后给予吸氧，氧流量 2 L/min。待护士离开后，患者家属自行将氧流量调至 6 L/min，针对此患者的行为，你如何对患者家属进行健康教育？

参考答案：氧流量是根据患者的病情和医嘱调节的，吸入大流量的氧气对身体不一定好，时间长了还容易出现氧疗的副作用。氧导管插入鼻腔后再将氧流量调大,容易造成肺部损伤。

【小组任务　小组作业】

某内科住院病房,门窗敞开,通风良好,一位怀孕女患者测量体温时,因护理人员忙于其他工作未能及时收回体温计,患者起身离床活动,一时忘记腋下仍夹有体温计,水银体温计遂滑落至地上摔碎,水银溅出,散落在四周,患者呼叫人员来处理,10分钟后一清洁工人用扫把和拖布进行了清扫。患者对水银外泄的处理很不满,认为清理不及时,且未能有效清除散落的水银,对病房环境已造成污染,并有可能对患者及胎儿造成不良影响。后采取调换病房,彻底清扫可能被污染的病房等措施,患者情绪平稳,基本认可未受到伤害。

请问:导致此事件发生的原因有哪些? 针对此事件可以给予哪些纠正措施?

1. 事件原因分析:

(1) 直接原因是护理人员及清洁工人未能及时、正确地处理外泄的水银(汞)。

(2) 测量体温时间过长,护理人员未能及时结束测量,也可能未交代测量时间。

(3) 接到患者呼叫的护理人员对体温计破损、水银外泄的危害性认识不足,没有及时赶到病房进行处理,而是通知清洁工人做常规清扫。

(4) 科室未建立体温计破损处理流程,未明确水银外泄是否可由清洁工人处理。

(5) 医院在水银外泄处理方面对护理人员的培训欠缺。

2. 纠正措施:

(1) 开窗通风或开启空调,使室内温度降低,减少汞蒸发的危害。

(2) 让该病房患者暂时离开半小时,彻底清扫病房。

(3) 组织医护人员学习水银(汞)外泄后的紧急处理方法,提高对汞危害的认识和重视。

(4) 禁止清洁工人独自处理水银,对清洁工人进行必要的培训和教育。

知识拓展

体温计破损后对汞的处理

一支普通的水银体温计含汞 $1.4 \sim 2.0$ g,当体温计破损后,外泄的汞如果全部蒸发,可使一间密闭的 15 m² 面积、3 m 高的房间内空气汞的浓度达到约 22.2 mg/m³,远远超过国家规定的室内空气中最大允许汞浓度 0.1 mg/m³ 的标准。人在汞浓度 $1.2 \sim 8.5$ mg/m³ 的环境中就会很快引起中毒。

体温计破损后的处理方法:

(1) 将一小块三氯化铁($5 \sim 6$ g)放入自来水 10 mL 后,使其呈饱和状态,然后用毛笔蘸三氯化铁溶液在汞残留处涂刷,此时体温计流出的汞就形成了无毒性汞和铁的合金,放置 1 小时后清扫。

(2) 用硫黄粉 7 g 直接撒到被汞污染的地面或地缝中,使之产生化学反应形成硫化汞,放置 $3 \sim 4$ 小时后清扫,硫化汞为固体不能蒸发,因此减少了对人体的危害。

(3) 及时开窗通风,减少人体对残余汞蒸发的吸入。

(4) 注意个人防护:当发现汞泄漏时,不要用手直接接触汞,应戴橡胶手套。进行汞处置时要戴两层口罩,外层口罩要经 2.5% 碘处理,处置完毕后用含氯消毒液清洗工作服和双手。

第三部分　课后检测

1. 有关体温过高患者的护理措施,以下错误的是(　　)。

A. 当患者体温超过 39.5 ℃时,要选用全身冷疗

B. 高热患者要每 6 小时测一次体温,每天测 4 次

C. 在进行降温时,要注意观察患者的病情变化

D. 鼓励患者每日饮水 3000 mL 左右,促进体内毒素和代谢食物的排除

E. 要做好患者的口腔护理和皮肤护理

2. 患者,张某,肺炎球菌肺炎,口温 40 ℃,脉搏 120 次/分,口唇干燥,下列哪项护理措施不妥?(　　)

A. 卧床休息　　　　　　　B. 鼓励饮水　　　　　　　C. 测体温每 4 小时一次

D. 冰袋放于头顶,足底处　　E. 高热量易消化饮食

3. 患者,付某,女性,55 岁,主诉头晕,连续 3 天测血压为 165/90 mmHg,此患者的血压属于(　　)。

A. 正常血压　　　　　　　B. 一级高血压　　　　　　C. 二级高血压

D. 三级高血压　　　　　　E. 收缩压升高,舒张压正常

4. 患者,王某,女,60 岁。住院期间,患者出现呼吸和呼吸暂停现象交替出现,在有规律地呼吸几次之后,突然停止呼吸,间隔一段时间后,又开始呼吸,如此反复上述变化。根据患者的呼吸可以判断患者处于(　　)。

A. 病情好转前　　　　　　B. 病情发生突然变化时　　C. 胸腔有积液时

D. 临终前　　　　　　　　E. 肺不张时

5. 患者,陈某,60 岁,住院期间出现三凹征,吸气费力,吸气时间明显延长,该患者可能患了以下哪种疾病?(　　)

A. 阻塞性肺气肿　　　　　B. 气管异物　　　　　　　C. 胸腔积液

D. 支气管哮喘　　　　　　E. 肺炎

6. 患者缺氧时,突出的临床表现是(　　)。

A. 皮肤湿冷,尿量减少　　　B. 面色潮红,脉搏洪大　　C. 辗转反侧,呻吟不止

D. 烦躁不安,发绀明显　　　E. 头晕眼花,血压下降

7. 患者,赵某,男性,50 岁,因"肺心病"住院,护士巡视时发现患者有明显的呼吸困难及口唇发绀,血气分析:PaO_2 40 mmHg,$PaCO_2$ 80 mmHg,根据患者症状及血气分析,判断其缺氧程度及用氧的方式(　　)。

A. 轻度缺氧,低流量、低浓度间断给氧　　　　B. 中度缺氧,中等浓度给氧

C. 重度缺氧,高浓度给氧　　　　　　　　　　D. 中度缺氧,低流量、低浓度持续给氧

E. 重度缺氧,中等浓度给氧

8. 陈某,女,40 岁,下楼梯时不慎扭伤脚踝,应指导她立即进行(　　)。

A. 冷敷　　　　B. 热敷　　　　C. 温水浸泡　　　D. 冷热敷交替　E. 夹板固定

9. 患儿,王某,3岁,高热,温水擦浴时禁忌部位为(　　)。

A. 额面部、腹部、足底　　　　　B. 背部、腹部、足底　　　　　C. 腋窝、腹股沟、肘窝

D. 胸前区、腹部、足底　　　　　E. 腋窝、腹股沟、掌心

10. 患者,罗某,男性,28岁,右臂因故划伤,禁忌在患处用冷的原因是用冷后会(　　)。

A. 增加患处疼痛　　　　　　　　　　B. 导致患处肌肉痉挛

C. 降低血液循环,影响伤口愈合　　　D. 导致局部出现红斑、皮疹

E. 引起局部组织肿胀

课后检测参考答案:1. B;2. D;3. C;4. D;5. B;6. D;7. D;8. A;9. D;10. C。

第五讲　饮食与营养和排泄

第一部分　课前检测

1. 属于医院基本饮食的是（　　）。

A. 软质饮食　　　　　　　　B. 高热量饮食　　　　　　　C. 高纤维素饮食

D. 低盐饮食　　　　　　　　E. 高蛋白质饮食

2. 高热患者应给予（　　）。

A. 普通饮食　　　B. 流质饮食　　　C. 软质饮食　　　D. 低盐饮食　　　E. 低蛋白质饮食

3. 属于治疗饮食的是（　　）。

A. 软质饮食　　　　　　　　B. 流质饮食　　　　　　　　C. 低胆固醇饮食

D. 胆囊造影饮食　　　　　　E. 胆囊 B 超检查饮食

4. 伤寒患者最适宜的饮食是（　　）。

A. 少渣饮食　　　　　　　　B. 高热量饮食　　　　　　　C. 低盐饮食

D. 低胆固醇饮食　　　　　　E. 高蛋白质饮食

5. 尿液呈酱油色见于哪种情况？（　　）

A. 阻塞性黄疸　　　　　　　B. 肝细胞性黄疸　　　　　　C. 晚期丝虫病

D. 急性溶血性贫血　　　　　E. 肾脏肿瘤

6. 新鲜尿液有氨臭味,提示（　　）。

A. 尿液正常,因尿内有挥发性酸　B. 尿路感染　　　　　　　C. 糖尿病酮症酸中毒

D. 肾功能不全　　　　　　　E. 尿毒症

7. 少尿是指每小时排尿量少于（　　）。

A. 21 mL　　　　B. 20 mL　　　　C. 19 mL　　　　D. 18 mL　　　　E. 17 mL

8. 在咳嗽、打喷嚏时会有少量尿液流出属于（　　）。

A. 压力性尿失禁　　　　　　B. 反射性尿失禁　　　　　　C. 混合性尿失禁

D. 完全性尿失禁　　　　　　E. 充溢性尿失禁

9. 当患者胆道完全阻塞时,因胆汁不能进入肠道,粪便呈（　　）。

A. 鲜红色　　　B. 暗红色　　　C. 柏油样便　　　D. 白陶土色　　　E. 果酱样便

10. 上消化道出血时,粪便会出现哪种变化？（　　）

A. 鲜红色　　B. 暗红色　　C. 柏油样便　　D. 白陶土色　　E. 果酱样便

课前检测参考答案：1. A；2. B；3. C；4. A；5. D；6. B；7. E；8. A；9. D；10. C。

第二部分　翻 转 内 容

一、特殊饮食护理

大家是否看过这样的一则新闻呢？——“插个胃管，琼瑶怎么就跟老公家里吵到上头条？”

琼瑶与丈夫的子女（与前妻所生）决裂，决裂原因是，中风后失智（即血管性痴呆）的丈夫平鑫涛，是否应该接受插鼻胃管等长期支持性治疗。琼瑶认为：想要尊重“鑫涛的愿望”，不愿让其变成“卧床老人”，因此拒绝给他插鼻胃管，并称“患者不是因为没有鼻胃管饿死的，而是他所害的病带走的！”平鑫涛子女认为父亲的遗嘱中写的是“当我病危的时候……无论是气切、电击、插管、鼻胃管、导尿管……通通不要……”，但现在父亲只是“失智”，并没有病危或陷入重度昏迷。

【个人任务　问与答】根据以上新闻，你支持哪一方呢？理由是什么？

参考答案：支持琼瑶或者平鑫涛子女，分别说出理由。在医护人员看来，插胃管也许是完全没必要讨论的事，但在患者家属看来，医生对患者做的每一项医疗操作都十分重要。

【个人任务　问与答】在这个新闻中关注的重点是鼻饲，鼻饲属于胃肠内营养，是特殊饮食护理的一种，请问特殊饮食包括哪两种？

参考答案：特殊饮食护理分为胃肠内营养和胃肠外营养。

【个人任务　问与答】什么是胃肠内营养？

参考答案：胃肠内营养是采用口服或管饲等方式经胃肠道提供能量及营养素的支持方式。根据所提供营养食品的不同，可分为要素饮食、非要素饮食等。胃肠内营养包括要素饮食、鼻饲法、肠内营养泵。

【个人任务　问与答】什么是胃肠外营养？

参考答案：胃肠外营养是按照患者需要，通过周围静脉或中心静脉输入患者所需的全部能量及营养素，包括氨基酸、脂肪、各种维生素、电解质和微量元素的一种营养支持方法。

【个人任务　问与答】要素饮食的适用人群包括哪些？

参考答案：要素饮食适用于严重烧伤及创伤等高代谢、消化道瘘、手术前后需营养支持、非感染性严重腹泻、消化吸收不良、营养不良等患者。

【个人任务　问与答】要素饮食的并发症有哪些？

参考答案：在给予要素饮食的应用过程中，营养制剂选择不当、配制不合理、营养液污染或护理不当等因素易引起并发症，包括以下几种。①机械性并发症：引起鼻咽部和食管黏膜损伤、管道阻塞，与营养管的硬度、插入位置等有关。②感染性并发症：营养液误吸可致吸入性肺炎,肠造瘘者的营养管滑入腹腔可致急性腹膜炎。③胃肠道并发症:患者可发生恶心、呕吐、腹胀、腹痛、便秘、腹泻等。④代谢性并发症:部分患者可出现高血糖或水电解质代谢紊乱。

【个人任务　问与答】在给予患者要素饮食期间,如何避免以上并发症的发生呢?

参考答案:①无菌配制要素饮食。②从低浓度、少量、慢速开始给予,逐步增加,待患者耐受后再稳定配餐标准、用量和速度。③已配好的溶液在 4 ℃以下冰箱内保存,24 小时内用完,防止污染。④溶液口服温度为 37 ℃左右,鼻饲或经造瘘口注入温度为 41～42 ℃。要素饮食不能蒸煮,可置一热水袋于输液管远端,保持温度,防止发生腹泻、腹痛、腹胀。⑤滴注前后温开水冲管,防止食物积滞于管腔而腐败变质。⑥滴注过程中经常巡视患者,如出现恶心、呕吐、腹胀、腹泻等症状,应及时查明原因,按需要调整速度、温度;反应严重者可暂停滴入。⑦应用要素饮食期间需定期记录体重,并观察尿量、大便次数及性状,检查血糖、血尿素氮、电解质、肝功能等指标,做好营养评估。⑧停用时应逐渐减量,骤停易引起低血糖反应。⑨禁用于婴幼儿和消化道出血者,糖尿病和胰腺疾病患者慎用,消化道瘘和短肠综合征患者宜先采用几天全胃肠外营养后逐渐过渡到要素饮食。⑩患者一旦出现不良反应或者并发症,护士要立即向医生反映,对症处理并发症,并与医生、营养师一起协调,为患者调整饮食。

【小组任务　小组讨论 1】

患者,陈某,男性,70 岁,因"突发意识障碍伴言语不清 1 天"于 9:00 急诊入院。入院时无发热、咳嗽、咳痰,无腹痛、腹泻,查胸部 X 线未见肺部感染。入院查体:双肺呼吸音粗,未闻及干、湿啰音,意识障碍,语言障碍。遵医嘱给予留置胃管、鼻饲饮食。留置胃管顺利,插入长度 55 cm,胃管末端放置水中无气泡逸出;经胃管抽出约 10 mL 液体;向胃管内注射 20 mL 空气时,用听诊器在胃部隐约听到轻微的气过水声。

12:00 护士遵医嘱予鼻饲液 200 mL 滴注,1 小时顺利滴注完,未见呛咳及反流。3 小时后,患者生命体征监测显示:HR 170 次/分,BP 180/106 mmHg,SpO$_2$90%,R 40 次/分,患者较烦躁;听诊双肺满布湿啰音。18:00 护士遵医嘱再次予鼻饲营养液 200 mL 滴注,鼻饲结束后给予温开水鼻饲时,患者出现烦躁不安,口内涌出大量营养液,立即停止鼻饲,头偏向一侧,清理呼吸道分泌物,连接负压吸引器,吸出约 10 mL 乳白色液体,查看胃管长度为 55 cm。患者 SpO$_2$下降至 80%,予吸痰,负压吸引胃管,引流出 5 mL 乳白色液体,立即报告医生、护士长,请 ICU 医生急会诊,遂转入 ICU 进一步治疗。转入后患者病情持续恶化,BP 90/60 mmHg,HR 91 次/分,SpO$_2$75%,R 30 次/分,口唇发绀。予气管插管接呼吸机辅助呼吸,查胃管发现有大量气体外逸,无气过水声,无胃液引出,报告医生,予紧急床边胸片,并重插胃管。患者入院第 9 天死亡,死亡原因:感染性休克,多器官功能障碍综合征。患者家属将医务人员及医院告上法庭,追究相应的法律责任。

请问:导致此事件发生的原因有哪些? 针对此事件可以给予哪些纠正措施?

1. 事件原因分析:

1) 主要原因:护士在置入胃管后,仅采用了传统的三种标准判断胃管位置,而传统的三种判断方法在临床实际使用过程中,存在一些问题。

(1)"抽胃液"不足以判断胃管的正确位置。该标准在临床使用过程中存在部分问题,如:部分鼻胃管因管腔细,相对较长,抽吸阻力大;如再加上胃管头端不能位于胃液面以下(一种情况为头端尚未达到液面,另一种情况为胃管在胃内盘曲,头端又露出胃液面),抽到胃液比较困难,经常只能抽到一小段液柱;也有研究证实,从误置入支气管内及胸腔内的鼻胃管中均抽出了液体,临床实践也证实是可能的。故本条标准不能100%判断胃管是否完全在胃内。

(2)"看气泡"不足以判断胃管的正确位置。该标准在临床使用过程中,也存在较多问题,如胃管较细,即使插入气管,正常呼吸进出气的压力仍不足以引起气泡逸出,不能准确判断胃管的位置。所以"无气泡逸出"的标准不足以100%判断胃管是在胃内的。

(3)"听气过水声"不足以判断胃管的正确位置。此法如遇胃管头端不能置于胃液面以下时,只有气流声,气过水声不明显或没有,因此仍无法判断胃管是否在胃内。

在该案例中,护士仅仅"隐约听到轻微的气过水声",在这种情况下,护士应该寻求其他医护人员的帮助,通过其他方法,共同确认胃管的位置,但是该护士却没有进一步确认。

2)医护人员未能将患者的临床症状和胃管位置结合起来进行有效分析。很多老年患者对刺激反应能力较差,即使胃管误插入气管内,经胃管注射液体后,患者不一定出现呛咳、发绀以及呼吸困难等反应。

3)护士在第二次给予患者鼻饲时,未能在输注前,按护理操作常规检查并确认胃管位置,抽吸并估计胃内残留量。

4)两次鼻饲后,患者迅速出现了和原发病不符合的症状和体征,病情急剧恶化,医护人员也未能及时怀疑是否和胃管的位置错误有关,未能及时地拔除胃管重新留置。

2. 纠正措施:

(1)检查科室留置胃管和鼻饲的操作流程是否完善:如流程不清,应迅速修改完善;如流程完善,应检查护理人员对于该知识的掌握程度和执行力,必要时追究个人责任。

(2)组织护理人员进行专项操作流程培训以及护理风险管理有关知识培训。

(3)明确判断胃管位置的"金标准",传统的三种方法只能作为判断胃管位置的辅助标准,不能作为金标准。放射学是确定胃管位置的最好方法,只有在X线下看到胃管是否完全在胃内,才能100%判断,需选择使用带显影线的胃管。尽管在方便性、及时性上该方法有缺陷,但此法的判断是最直观的,对于患者来说,各项医护措施的安全性是最重要的。

【个人任务　问与答】以上案例中的SpO_2是什么意思?SaO_2是什么意思?两者是什么关系?

参考答案:SpO_2是经皮血氧饱和度,通过无创血氧饱和度测试仪(手指测量)监测。SaO_2是动脉血氧饱和度,通过抽取动脉血进行检测。两者相关性好,绝对值十分接近。临床上的SaO_2检测没有SpO_2方便和灵活,因此多以SpO_2代表SaO_2。

【小组任务　小组讨论2】

患者,谢某,男,68岁,因"上腹部疼痛9小时"于18:00入院,诊断为"急性胰腺炎",医嘱:禁食、留置鼻胃管行胃肠减压,当班护士向患者和家属进行解释后进行留置胃管操作。置管造成患者恶心、呕吐等不适,患者未能配合,置管未能顺利进行。休息片刻后,护士重新置管,护士检查胃管插入深度62 cm,可抽出少量黄绿色液体约10 mL,即给予胃管连接一次性负压盒行胃肠减压。置管后患者未诉特殊不适。由于护士忙于其他患者事务,未能动态观察该患者的胃管引流情况,0:00该护士交班前查房,发现负压盒内引流量很少,仅约20 mL,患者已熟睡,交代下一班护士"暂不作处理,继续观察"。次日白班责任组长见胃管引流量少,经过全面评估,发现胃管在患者口腔盘曲一圈,立即报告医生,并重置胃管,3小时内共引流出绿色胃液约300 mL。患者表示不满,经护士充分解释和安抚后,方表示理解。

请问:导致此事件发生的原因有哪些?针对此事件可以给予哪些纠正措施?

1. 事件原因分析：

(1) 直接原因：护士未严格按照流程操作验证胃管位置,未在操作前、中、后仔细检查胃管的位置,导致未能及时发现胃管在口腔盘曲,导致引流不畅。

(2) 未能与患者进行有效沟通,未了解患者的感受,不能及早发现问题。应告诉患者有不舒适或者异常感觉时告诉护士。

(3) 未能与同事进行有效沟通,缺乏寻求他人帮助的意识,查房和巡视时未能动态观察引流情况。

(4) 预见问题的能力不足：未能分析引流量少的原因以及可能导致的结果。

(5) 夜班护理人力资源可能存在不足：护士工作太忙碌,无暇顾及需要追踪的事情。

(6) 患者的口腔异物感和不适未能及时告知护士,患者可能过于紧张,置管后未能表达自身的不适。

2. 纠正措施

(1) 立即检查本科室留置胃管操作流程是否完善,如流程不足,应迅速修改完善;如流程完善,则需对个人进行批评和教育。

(2) 对全科护士进行教育和培训,使他们了解并接受留置胃肠减压的重要意义和护理重点,严格执行规章制度和操作流程的重要性,建立高度的责任心。

(3) 加强对患者疾病相关知识的宣教,充分解释各类治疗操作的意义和重要性,取得患者的配合。

(4) 合理排班,增加夜班等薄弱环节护理人力资源配备,以保障护理安全和护理质量。

二、医院饮食

【小组任务　小组讨论3】

患者,李某,女,65岁,因声音嘶哑就诊。入院后查体 T 36.5 ℃,P 66 次/分,R 18 次/分,BP 130/90 mmHg,体重 80 kg,神志清楚,步入病房,给予二级护理,普食,高蛋白质和高纤维素饮食,完善各项检查,活检病理示喉部低分化鳞癌,无手术禁忌,行气管切开＋环状软骨上喉部分切除术＋颈淋巴结清扫术,手术顺利。术后安全返回病房,给予一级护理,气管切开和全麻后常规护理,心电监护,给予供氧、抗感染、营养支持等对症治疗。术后3天,患者自诉大便颜色加深,隐血试验阳性。

请问：

1. 该病例涉及"饮食与营养"中的哪些内容?

2. 该患者在住院初期,如何指导患者饮食? 术后,又该如何指导患者进食?

参考答案：

1. 涉及的内容有医院饮食(基本饮食、治疗饮食、试验饮食),还有特殊饮食护理中的鼻饲法及相关护理。

2. 手术前,普通饮食,手术前8小时禁食、水。术后患者吞咽功能受到损害,通过鼻饲给予要素饮食,5～6 次/天,每次 200 mL,同时静脉补充营养,若伤口愈合良好,未并发咽瘘或下咽狭窄,术后10天可拔除胃管,恢复经口进食,由流食、半流食、软食逐渐过渡到普食,为患者提供高热量、高蛋白质、高纤维素的饮食,注意营养素的均衡摄入,促进患者的早日康复。

【个人任务　问与答】治疗饮食包括哪些种类?

参考答案：三高饮食(高热量饮食、高蛋白质饮食、高纤维素饮食),四低饮食(低蛋白质饮食、低脂肪饮食、低胆固醇饮食、低盐饮食），一无饮食（无盐低钠饮食），一少渣饮食（少渣饮食）。

（1）高热量饮食：用于热能消耗较高的患者（甲亢、结核、大面积烧伤、肝炎、胆道疾病及产妇等），在基本饮食基础上加餐2次，总热量为3000 kcal/d。

（2）高蛋白质饮食：用于高代谢疾病（烧伤、结核、恶性肿瘤、贫血、甲亢、大手术后、低蛋白血症患者；孕妇、乳母等），在基本饮食的基础上增加富含蛋白质的食物，蛋白质供给量为1.5～2.0 g/(kg·d)，每日总量不超过120 g，总热量为2500～3000 kcal/d。

（3）高纤维素饮食：用于便秘、肥胖症、高脂血症、糖尿病等患者，多食含纤维素的食物。

（4）低蛋白质饮食：用于限制蛋白质摄入患者（急性肾炎、尿毒症、肝昏迷等患者），成人饮食中的蛋白质不超过40 g/d，视病情可酌情减少至20～30 g/d；肾功能不全的患者应多摄入动物性蛋白质，忌用豆制品；肝性昏迷的患者应以植物性蛋白质为主。

（5）低脂肪饮食：用于肝胆胰疾病、高脂血症、动脉硬化、冠心病、肥胖症及腹泻等患者，饮食应清淡、少油，禁用肥肉、蛋黄、动物脑等。高脂血症及动脉硬化患者不必限制植物油（椰子油除外），成人食入脂肪量不超过50 g/d，肝胆胰疾病的患者不超过40 g/d。

（6）低胆固醇饮食：用于高胆固醇血症、高脂血症、动脉硬化、高血压、冠心病等患者，胆固醇的摄入量不超过300 mg/d，禁用或少用含胆固醇高的食物（动物内脏和脑、鱼籽、蛋黄、肥肉和动物油等）。

（7）低盐饮食：用于心脏病、急慢性肾炎、肝硬化腹水、重度高血压但水肿较轻患者，成人每日摄入食盐不超过2 g（含钠0.8 g）或酱油不超过10 mL/d，但不包括食物内自然存在的氯化钠，禁食腌制品。

（8）无盐低钠饮食：适用范围同低盐饮食，一般用于水肿较重患者，无盐饮食每日饮食含钠量不超过0.7 g，低钠饮食每日饮食含钠量不超过0.5 g。禁食腌制食品、含钠食物和药物，如油条、挂面、汽水、碳酸氢钠药物等。

（9）少渣饮食：又称低纤维饮食，用于伤寒、痢疾、腹泻、肠炎、食管胃底静脉曲张、咽喉部及消化道手术的患者，饮食中少含食物纤维，不用强刺激调味品及坚硬、带碎骨的食物，肠道疾病患者少用油脂。

【小组任务　小组汇报1】糖尿病患者的饮食指导。

要点提示：饮食治疗的目的、原则、宜吃的食物、不宜吃的食物、饮食结构等。

【个人任务　课间检测】

1. 患者，女，45岁，在炒菜时被火焰烧伤，左侧面部和上肢被大面积烧伤，应指导患者选择何种饮食？

参考答案：高热量饮食和高蛋白质饮食。

2. 患者，女，7岁，急性肾炎，应指导患者选择何种饮食？

参考答案：低盐饮食和低蛋白质饮食。

3. 患者，男，65岁，冠心病，身高170 cm，体重86 kg，请问患者应选择何种饮食？

参考答案：低脂肪饮食、低盐饮食、低胆固醇饮食、高纤维素饮食。

4. 刘某，男，65岁，血压为170/120 mmHg，下肢有轻度水肿。因脑血管意外而昏迷数日，治疗期间除给予药物治疗外，请问：

（1）该患者应选择何种治疗饮食？

（2）是否需要特殊饮食以满足机体的营养需要？应选择何种方法进食？

参考答案：（1）低盐饮食、低脂肪饮食、低胆固醇饮食，若水肿较重时需要选择无盐低钠饮食。

（2）需要特殊饮食，可采用鼻饲法。

【个人任务　问与答】试验饮食包括哪几种？

参考答案：试验饮食包括隐血试验饮食、肌酐试验饮食、尿浓缩功能试验饮食、甲状腺[131]I试验饮食、胆囊B超检查饮食。

（1）隐血试验饮食：用于大便隐血试验的准备，以协助诊断有无消化道出血。试验前3天禁止食用肉类、肝类、动物血、含铁丰富的药物或食物、绿色蔬菜等易造成隐血试验假阳性结果的食物。

（2）肌酐试验饮食：协助检查、测定肾小球的滤过功能。试验期为3天，禁食肉类、禽类、鱼类，忌饮茶和咖啡，全日主食在300 g以内，限制蛋白质的摄入（蛋白质供给量不超过40 g/d），以排除外源性肌酐的影响；蔬菜、水果、植物油不限，热量不足可添加藕粉或含糖的点心等。第3天测尿肌酐清除率及血肌酐量。

（3）尿浓缩功能试验饮食：用于检查肾小管的浓缩功能。试验期为1天，控制全天饮食中的水分，总量在500～600 mL，可进食含水分少的食物，如米饭、面包、炒鸡蛋等，烹调时尽量不加水或少加水；避免食用过甜、过咸或含水量高的食物。蛋白质供给量为1 g/（kg·d）。

（4）甲状腺[131]I试验饮食：用于协助测定甲状腺功能。试验期为2周，试验期间禁用含碘食物（海带、紫菜、海参、鱼、虾、加碘食盐等）。禁用碘做局部消毒。2周后做[131]I功能测定。

（5）胆囊B超检查饮食：用于需行B超检查以诊断有无胆囊、胆管、肝胆管疾病的患者。用法：检查前3日禁食牛奶、豆制品、糖类等易产气食物，检查前1日晚应进清淡饮食，晚餐后服造影剂并禁食、禁烟。检查当日晨禁食。第一次B超检查后，如胆囊显影良好，进食高脂肪餐30～45分钟后进行第二次检查，观察胆囊收缩情况（高脂肪餐——油煎荷包蛋2个，脂肪量25～50 g）。

（6）葡萄糖耐量试验饮食：用于糖尿病的诊断。试验前用含糖类300 g以上的饮食共3日。同时停用一切能升降血糖的药物。试验前晚餐后禁食（禁食10～12小时）直至试验日晨采血后将葡萄糖75 g溶于300 mL水中顿服。糖餐后0.5小时、1小时、2小时和3小时分别采血测定血糖。

知识拓展

妊娠期糖尿病筛查

妊娠之后首次发现或首次发病的糖尿病，称为妊娠期糖尿病，近年来其发病有增加趋势，占所有孕妇的10%左右。在妊娠期间由于各种因素可以导致糖的代谢发生异常，很多人并没有相应症状，没有引起相应的重视。但妊娠糖尿病会对孕妇及胎儿有多种不良影响，所以，有条件的孕妇最好都做妊娠期糖尿病筛查，以尽早检测出是否有妊娠糖尿病并治疗。

妊娠期糖尿病筛查简称"糖筛"，对糖筛高危者一般医生会建议继续做糖耐检查，以确诊有无妊娠合并糖尿病。糖筛严重者可威胁母婴的生命安全。一般在妊娠24～28

周采血化验筛查。糖筛的方法:筛查前空腹12小时,将葡萄糖粉50 g溶于200 mL水中,5分钟内喝完,喝第一口开始计时,1小时后抽血查。血糖值≥7.8 mmol/L为糖筛异常,需进一步做葡萄糖耐量试验(OGTT)。葡萄糖耐量试验(OGTT)方法:试验前空腹12小时,先空腹抽血查血糖,然后将50%葡萄糖注射液150 mL加入100 mL水中,或将葡萄糖粉75 g溶于300 mL水中,5分钟内喝完,喝第一口开始计时,1小时、2小时、3小时后抽血查血糖。各时限的正常范围:空腹3.9～6.1 mmol/L,1小时6.7～9.5 mmol/L,2小时不超过8.6 mmol/L,3小时3.9～6.1 mmol/L。目前国内常用的糖耐量试验及妊娠糖尿病的诊断标准为:空腹静脉血浆血糖≥6.1 mmol/L,1小时后不小于10.0 mmol/L,2小时后不小于8.5 mmol/L,3小时后不小于8.0 mmol/L。其中有2项或2项以上达到或超过正常值,则可诊断为妊娠期糖尿病,仅1项高于正常值,则诊断为糖耐量异常。

知识拓展

不同检查项目"空腹"的标准到底是什么?

(1)血常规检查要求的空腹:抽血的前一天晚上,患者保持平时的生活习惯,正常饮食;饭菜宜清淡,不要喝酒;饭后不喝咖啡、浓茶;休息好,第二天早晨起来后,不吃早餐,少喝或不喝水,不做早锻炼运动,平静地到医院等候采血。

(2)血糖检查的空腹:8～14小时内无任何热量摄入。

(3)吃药的空腹:清晨至早饭前或上顿饭吃完2小时以后,到吃下顿饭的1小时之前这段时间。

(4)手术空腹:手术及麻醉的要求是防止胃内容物对手术的影响及呕吐后对呼吸道的刺激,术前禁食水时间都有明确规定。传统的外科手术患者需要在术前8～12小时禁止进食,以减少手术过程中可能出现的呕吐和误吸。传统的胃肠道手术后,患者要等到肛门排气后才能喝水,一般需要等3～5天,然后才能逐步过渡到进食汤水、稀粥、面条等。

三、排尿

【个人任务 问与答】正常尿液的特征包括哪些?

参考答案:正常尿液的特征如下。①颜色:澄清、透明、淡黄或深黄。②比重:1.015～1.025。③pH:4.5～7.5(弱酸性)。④气味:挥发性酸味。⑤次数:白天3～5次,夜间0～1次。⑥尿量:24小时1000～2000 mL,每次200～400 mL。⑦异常尿液:尿液异常和排尿活动异常。

【个人任务 问与答】排尿评估的内容包括哪些?

参考答案:排尿评估的内容包括排尿次数;尿量;尿液的性状(颜色、透明度、酸碱反应、比重、气味)。

【个人任务 问与答】排尿活动异常包括哪些?

参考答案:排尿活动异常包括多尿、少尿、无尿或尿闭、膀胱刺激征、尿潴留、尿失禁。

【个人任务　连连看】将异常尿液的常见疾病与对应的颜色和尿液名称用线连接起来。

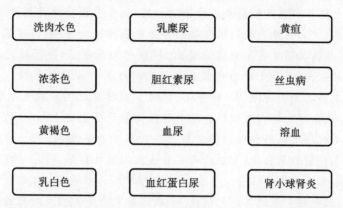

参考答案:洗肉水色—血尿—肾小球肾炎;浓茶色—血红蛋白尿—溶血;黄褐色—胆红素尿—黄疸;乳白色—乳糜尿—丝虫病。

【个人任务　连连看】将异常排尿活动、尿量及常见疾病用线连接起来。

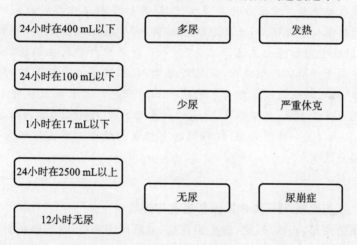

参考答案:多尿是指 24 小时超过 2500 mL(尿崩症);少尿是指 1 小时不超过 17 mL 或 24 小时不超过 400 mL,伴发热;无尿是指 24 小时不超过 100 mL 或 12 小时无尿(严重休克)。

【个人任务　问与答】膀胱刺激征的主要表现包括哪些?
参考答案:膀胱刺激征的主要表现包括尿频、尿急、尿痛。

【个人任务　问与答】尿潴留时,膀胱容量可增至多少毫升?
参考答案:尿潴留时,膀胱容量可增至 3000~4000 mL。

知识拓展

尿失禁的分类

尿失禁按发病机制可分为五类。①压力性尿失禁:表现为咳嗽、打喷嚏、大笑等腹压突然增高时少量尿液不自主流出,通常一次溢出尿量小于 50 mL。其发生与膀胱尿道括约肌张力降低、盆底肌和韧带松弛导致膀胱过度膨胀有关。②急迫性尿失禁:表现为尿意紧急,来不及如厕即有尿液不自主流出,常伴有尿频和夜尿症。急迫性尿失禁是膀胱逼尿肌高度敏感或过度活跃所致,见于急性膀胱炎或神经源性膀胱等。③完全性尿失禁(真性尿失禁):因膀胱的神经功能障碍或受损,使膀胱括约肌失去功能,在无尿意的情况下尿液不自主地流出,膀胱内无尿存留,即膀胱内稍有一些存尿便会不自主地流出,多见于中枢神经系统疾病所致的神经源性膀胱。脊髓初级排尿中枢与大脑皮层之间联系受损,如昏迷、截瘫。因排尿反射活动失去大脑皮层的控制,膀胱逼尿肌出现无抑制性收缩。完全性尿失禁还见于因手术、分娩所致的膀胱括约肌损伤或支配括约肌的神经损伤使膀胱括约肌功能不良,还见于膀胱与阴道之间有瘘管等。④反射性尿失禁:无尿意而不自主地间歇性排尿,排尿前可有交感神经反应,如出汗、颜面潮红或恶心等。其发生系中枢神经系统受损,由完全的上运动神经元病变造成,因神经中枢对其抑制消失,排尿反射完全受脊髓反射弧控制所致。⑤功能性尿失禁:非泌尿生殖系统因素如活动受限、行动迟缓或认知功能受损等导致的不能正常如厕引起的尿失禁。⑥假性尿失禁(充溢性尿失禁):因膀胱出口梗阻,尿液不能正常排空,大量残留尿液使膀胱承受极高的压力,当膀胱压力超过括约肌压力时,即发生充溢性尿失禁。它又分为急生和慢性,急性多数是中枢神经系统受到损伤而造成。患者排尿反射麻痹后,出现急性尿潴留,由于膀胱充盈过度,膀胱壁血液出现循环障碍,膀胱壁内神经受体退行性变化,导致逼尿肌纤维发生撕裂,继而出现尿失禁。慢性是由于平滑肌纤维减少,胶原纤维增加,膀胱失去自动收缩功能,但容量增加超过正常,随之膀胱内压也增加。膀胱内压一旦超过最大尿道压即形成溢出性尿失禁。⑦混合性尿失禁:非常常见,是急迫性和压力性尿失禁两者的结合。二者虽同时存在,但往往以某一类型为主,症状间具有相互影响相互加重的倾向,是膀胱和尿道失调的综合结果。

【小组任务　小组汇报2】压力性尿失禁患者的护理。

要点提示:预防便秘、止咳、减肥、避免提重物、盆底肌肉训练、盆底电刺激、电磁波治疗、药物治疗、手术治疗、心理护理。

知识拓展

盆底肌肉训练

盆底肌肉训练(pelvic floor muscle exercise,PFME)又称为Kegel运动。会阴出口有尿道口、阴道、肛门三个出口,进行盆底肌肉训练时将三个出口收紧。对于压力性尿失禁,盆底肌肉训练是公认的最有效的治疗方法。Kegel运动的效果与运动的熟练程度有关。轻轻收缩盆底肌5~10秒,注意收缩的同时不要收缩臀部肌肉和腹肌,臀部和腹部肌肉处于放松状态,然后放松10秒,此过程称为1次。每做10次称1回,每天训练至少做5回。

训练方法:双膝分开坐在椅子上,双脚触地,身体向前,紧缩尿道及肛门附近的肌肉(有阻止尿液排出感),维持5~10秒,然后放松,休息10秒后再重复,连续10次。

注意:每天至少练习5回,每回10次,做骨盆底肌运动时,不可在收缩腹部时屏气。

【个人任务　课间检测】

患者,王某,62岁,因下肢水肿,乏力,腰痛,夜尿每晚5～6次到门诊就医,以"慢性肾衰竭"收治入院。入院后第二天患者尿量300 mL,水肿进一步加重,实验室检查结果为血尿,尿蛋白3＋,测得尿比重为1.013。5天后,患者每日尿量超过5000 mL。2周后,尿量为每日1800 mL。

请问:该患者出现了哪些尿液异常的表现?

参考答案:该患者出现尿液异常的表现包括夜尿增多、血尿、蛋白尿、低比重尿、少尿、多尿。

【个人任务　问与答】正常情况下成人每晚夜尿几次?

参考答案:正常情况下成人每晚夜尿为0～1次。

【个人任务　问与答】正常情况下成人尿比重是多少?

参考答案:正常情况下成人尿比重为1.015～1.025。

【小组任务　小组讨论4】

患者,张某,女,31岁,因"体检发现肝右叶占位性病变2周"入院,诊断为"肝右叶肝癌",现拟行手术治疗,医生下达手术医嘱,术前责任护士严格按照无菌操作原则留置导尿管,置管过程顺利。患者术后恢复良好,术后2天拔除腹腔引流管,可下床活动,体温正常。术后第9天患者出现尿频、尿急、尿痛等尿路刺激症状,伴有下腹触痛、肾区叩痛,发热,体温38.4 ℃,患者术前留置导尿管仍未拔除(医生未开"拔除导尿管"的医嘱),尿液镜检,细菌数≥10个/高倍视野,尿液培养革兰阳性球菌菌落数≥10⁴ CFU/mL。初步诊断为"导尿管相关尿路感染"。

请问:导致此事件发生的原因有哪些? 针对此事件可以给予哪些纠正措施?

参考答案:

1. 事件原因分析:

(1)护士没有做好留置导尿管的相关护理,包括观察与记录尿量、会阴部的护理等内容。

(2)护理人员对"导尿管相关尿路感染"的预防措施掌握不足,特别是未能掌握和实施"留置导尿管患者,应每天评估留置导尿管的必要性,不需要时尽早拔除,尽可能缩短留置导尿管时间"原则,尽管医生没有开出"拔除导尿管"的医嘱,但护理人员应当主动进行拔管评估。

(3)医护沟通不到位。术后2天患者就可以下床活动了,即可以考虑拔除导尿管了,虽然医生没有开"拔除导尿管"的医嘱,但是护士可以和医生沟通,建议医生拔除导尿管。

2. 纠正措施:

(1)立即拔除导尿管,在拔出导尿管时,根据医嘱收集中段尿液进行培养。

(2)医生根据药敏结果,选择使用敏感抗生素,护士遵医嘱按时、按量准确执行。

(3)嘱患者大量饮水,以起到冲洗尿路的作用。

(4)每日定期评估和清洁尿道口,清洁后采用长效抗菌材料喷洒尿道口周围、导尿管及尿袋接口等部位。

(5)严密观察患者的临床表现以及体温等变化。

(6)开会讨论,进行异常事件原因分析,针对主要原因,对护士进行培训和教育,加强专业知识的学习,加强医护沟通。

【个人任务　问与答】异常排便包括哪些内容?

参考答案:异常排便包括便秘、粪便嵌塞、腹泻、排便失禁、肠胀气。

【小组任务 小组作业】

患者,张某,男,60岁,因"发现右侧腹股沟可复性肿物3年"入院,诊断为"右侧腹股沟斜疝",行"腹腔镜腹膜外右侧腹股沟斜疝修补术",术后5小时,患者诉排尿困难,证实为"尿潴留",护士通过诱导排尿不成功,报告主管医生,遵医嘱予以留置导尿管,并妥善固定,引出尿液800 mL后,予以夹闭导尿管,并告知家属和患者"1小时以后再开放"。1小时后,家属慌忙呼叫护士,因患者自行拔除导尿管,尿道血流不止。请泌尿外科医生在膀胱镜下重置导尿管,进行药物止血、抗感染等治疗,患者留置导尿管5天后顺利拔除导尿管,未见再次出血,排尿顺畅,延长住院时间7天。

请问:导致此事件发生的原因有哪些?针对此事件可以给予哪些纠正措施?

参考答案:

1. 事件原因分析:

(1)给患者实施导尿的护士宣教不到位、不全面,患者和家属可能没有理解清楚"1小时以后再开放"的意思,误以为"1小时以后再开放"是1小时后拔管。护士也未给患者进行"防拔管"的有关知识宣教。

(2)患者依从性差,舒适度改变时自行拔除导尿管。

(3)给患者导尿后,护士观察病情不全面,没有询问导尿后的感受。

2. 纠正措施:

(1)组织全科护士进行教育和培训,每班护士对于有引流管的患者都要重视,并进行宣教(患者和家属),责任护士应该对患者及家属宣教引流管自我防护知识,并取得患者配合。

(2)对于有引流管的患者病床,都要统一悬挂警示牌"防拔管"。

(3)对于依从性差的患者,注意加强看护,必要时使用保护性约束带。

第三部分 课后检测

1. 患者,男,40岁。低热3个月余,咳嗽、盗汗、消瘦,入院诊断为肺结核,为配合治疗应给予(   )。

A.高热量、高蛋白质饮食   B.高热量、高脂肪饮食

C.高热量、低蛋白质饮食   D.低蛋白质、低糖饮食

E.高脂肪、高蛋白质饮食

2. 采集粪便标本做隐血试验时应禁食(   )。

A.土豆   B.豆制品   C.西红柿   D.动物肝脏   E.牛奶

3. 对使用要素饮食的患者护理,下列哪项有误?(   )

A.必须新鲜配制   B.可口服或鼻饲

C.可从造瘘处滴入   D.滴速要控制在每小时40~60滴

E.鼻饲时,温度应保持在32~36 ℃

4. 完全胃肠外营养支持的患者,可能发生的代谢性并发症不包括(   )。

A. 糖代谢紊乱　　　　　　　　B. 肝功能损害　　　　　　　　C. 胆汁淤积

D. 肠黏膜萎缩　　　　　　　　E. 肠源性感染

5. 下列关于尿液酸碱性的描述,正确的是(多选)(　　)。

A. 正常尿液弱酸性,pH 值为 4.5～7.5　　　B. 进食大量的蔬菜,尿液呈碱性

C. 进食肉类,尿液呈酸性　　　　　　　　　D. 酸中毒时尿液为强酸性

E. 严重呕吐时,尿液呈强酸性

6. 下列关于尿液气味的描述,正确的是(多选)(　　)。

A. 尿液久置后呈氨臭味　　　　　　　　　　B. 正常尿液呈挥发性酸味

C. 泌尿系统感染时,新鲜尿液为氨臭味　　　D. 糖尿病酮症酸中毒时尿液为氨臭味

E. 糖尿病酮症酸中毒时尿液为烂苹果味

7. 下列解除尿潴留的措施中正确的是(多选)(　　)。

A. 让患者听流水声　　　　B. 轻轻按摩下腹部　　　　　C. 用温水冲洗会阴

D. 口服利尿剂　　　　　　E. 行导尿术

8. 下列尿失禁的患者护理中正确的是(多选)(　　)。

A. 指导患者进行盆底肌肉的训练　　　　　　B. 注意保护皮肤

C. 嘱患者少饮水,减少尿量　　　　　　　　D. 长期尿失禁的患者可进行留置导尿管

E. 可使用接尿器接尿

9. 李先生,71 岁,意识清楚,但极度衰弱,自述 12 小时未排尿。查体:下腹部膨隆,触诊有疼痛感,叩诊浊音。现拟为患者进行导尿,首次放尿不宜过多的原因是(　　)。

A. 膀胱压力突然下降后会引起循环衰竭　　　B. 膀胱压力突然下降后会引起头部充血

C. 膀胱突然缩小,引起黏膜萎缩　　　　　　D. 腹压突然降低,引起虚脱

E. 膀胱突然收缩引起缺血

10. 帮助留置导尿的患者进行膀胱反射功能的训练,正确的护理措施是(　　)。

A. 鼓励患者多喝水　　　　B. 定时给患者翻身　　　　　C. 间歇性引流夹管

D. 每周更换导尿管　　　　E. 温水冲洗外阴每日 2 次

课后检测参考答案:1. A;2. D;3. E;4. E;5. ABCD;6. ABCE;7. ABCE;8. ABDE;9. D;10. C。

第六讲　给　　药

第一部分　课前检测

1. 剧毒药及麻醉药的最主要保管原则是（　　）。

A. 与内服药分别放置　　　　B. 放阴凉处　　　　　　　　C. 装密封瓶中保存

D. 应加锁并专人保管，认真交班　　　　E. 应用明显标签

2. 发挥药效最快的给药途径是（　　）。

A. 口服　　　　B. 外敷　　　C. 吸入　　　D. 皮下注射　　E. 静脉注射

3. prn 是长期备用医嘱，必要时用，在医生注明的停止时间时失效，有效时间在多少小时以上？（　　）

A. 8　　　　　B. 10　　　　C. 11　　　D. 12　　　E. 24

4. 口服磺胺类药需多喝水的目的是（　　）。

A. 减轻胃肠道刺激　　　　　　B. 增强药物疗效　　　　　　C. 减轻血液 pH 值

D. 避免损害造血系统　　　　　E. 增加药物溶解度，避免结晶析出

5. 臀大肌注射时，应避免损伤（　　）。

A. 坐骨神经　　B. 臀部静脉　　C. 臀部淋巴管　　D. 骨膜　　　E. 臀部动脉

6. 肌肉小剂量注射选用上臂三角肌时，其注射区是（　　）。

A. 三角肌下缘 2～3 横指处　　　　　　B. 三角肌上缘 2～3 横指处

C. 上臂内侧，肩峰下 2～3 横指处　　　　D. 肱二头肌下缘 2～3 横指处

E. 上臂外侧，肩峰下 2～3 横指处

7. 氧气雾化吸入时，氧流量应调至（　　）。

A. 0.5 L/min　　B. 1～2 L/min　　C. 2～4 L/min　　D. 4～6 L/min　　E. 6～8 L/min

8. 当患者出现青霉素过敏性休克症状时，首先采取的急救措施是（　　）。

A. 立即通知医生

B. 立即停药、平卧，皮下注射 0.1% 盐酸肾上腺素

C. 静脉注射 0.1% 盐酸肾上腺素

D. 立即吸氧，行胸外心脏按压

E. 即刻注射强心剂

9. 过敏性休克出现中枢神经系统症状,其原因是( )。

A. 肺水肿　　　　　　　　B. 有效循环血量锐减　　　　C. 脑组织缺氧

D. 肾衰竭　　　　　　　　E. 毛细血管扩张,通透性增加

10. 患者徐某,因肺结核注射链霉素,出现了发热、皮疹、荨麻疹,医嘱静脉注射葡萄糖酸钙,其目的是( )。

A. 收缩血管,增加外周阻力　　B. 松弛支气管平滑肌　　　　C. 降低体温

D. 缓解皮肤瘙痒　　　　　　E. 减轻毒性症状

课前检测参考答案:1. D;2. E;3. E;4. E;5. A;6. E;7. E;8. B;9. C;10. E。

第二部分　翻 转 内 容

一、给药的基本知识和口服给药法

【个人任务　问与答】护士在发口服药时应如何指导患者服药?

参考答案:护士指导患者服药的内容如下。①用 40℃～60℃ 的温水服药,禁用茶水服药。②对牙齿有腐蚀作用的药物,应用吸管吸服后漱口。③缓释片、肠溶片、胶囊吞服时不可嚼碎;舌下含片含于舌下或两颊黏膜与牙齿之间待其溶化。④健胃药宜在饭前服,助消化药及对胃黏膜有刺激的药物宜在饭后服,催眠药在睡前服,驱虫药宜在空腹或半空腹时服用。⑤抗生素及磺胺类药物应准时服药,以保证有效的血药浓度。⑥对呼吸道黏膜起安抚作用的药物服用后不宜立即饮水。⑦某些磺胺类药物经肾脏排出,尿少时易析出结晶堵塞肾小管,服后要多饮水。⑧服强心苷类药物时需加强对心率、节律的监测,脉率低于每分钟 60 次或节律不齐时应暂停服用,并告知医生。

【个人任务　问与答】护士在发放口服药物时要注意什么?

参考答案:护士在发放口服药物时要注意如下几点。①应按规定时间发药。②发药前须经双人核对药物,确保用药安全。并且需要再次核对患者的信息,以确保发药无误,核对后并呼唤患者名字,得到准确应答后才能发药。③如患者因特殊检查或手术需禁食时,暂不发药,并做好交接班;如患者不在,应将药物带回保管,并进行交接班;如患者出现呕吐,应查明原因进行相应处理,并暂停口服给药;小儿、鼻饲、上消化道出血者或口服固体药困难者,应将药物研碎用水溶解后再给患者服用。④应将同一患者的所有药物一次取出,以免发生错漏。⑤更换药物或停药时,应告知患者。⑥特殊药物如麻醉药、催眠药、抗肿瘤药,护士需见患者服药后方能离开。⑦发药时如果患者提出疑问,应虚心听取,重新核对,确认无误后再给患者服用。发药后随时观察服药的治疗效果及不良反应,若发现异常,应及时和医生联系,酌情处理。

【个人任务　问与答】临床上还有哪些给药途径?它们依次吸收的顺序如何?

参考答案:临床上常用的给药途径有口服、舌下含服、吸入、皮肤黏膜用药、直肠给药、注射(皮内注射、皮下注射、肌内注射、静脉注射、动脉注射)等。

给药途径的吸收顺序:除动脉、静脉注射药液直接进入血液循环外,其他药物均有一个吸收过程,吸收顺序由大到小依次为:吸入＞舌下含服＞直肠＞肌内注射＞皮下注射＞口服＞皮肤。

【个人任务 问与答】患者,李某,63岁,因"支气管扩张合并肺部感染、左心力衰竭"入院治疗。入院时 T 39 ℃,呼吸急促,端坐呼吸。经过积极抗炎、利尿、强心治疗后,体温降至正常范围,能够平卧,现改用地高辛口服。为了让该患者正确服用地高辛,护士应对患者进行怎样的服药健康教育?

参考答案:地高辛属于洋地黄类药物,可以增强心肌收缩力,抑制心脏传导系统,用于治疗心力衰竭。服用时的注意事项如下。①服药的剂量和时间要准确,不可随意增加和减少剂量,不可自行停药,如果吃药后15分钟内吐掉要及时准确补吃。②服药前测脉搏或心率,当脉搏＜60次或节律不齐时应暂停服药并告知医生。③服药后观察有无不良反应(洋地黄中毒的表现):最重要的反应是各类心律失常,最常见的为室性期前收缩;胃肠道反应(食欲下降、恶心、呕吐);神经系统症状(头痛、倦怠、视物模糊、黄视、绿视等,比较少见)。出现上述症状后应立即停止服用地高辛,并对症处理。④不能与奎尼丁、胺碘酮、维拉帕米、阿司匹林等药物合用,会增加中毒机会。⑤应用时注意监测地高辛血药浓度。⑥应用该药物的剂量应个体化。

【个人任务 问与答】临床给药时要遵循哪些原则?

参考答案:临床给药时要遵循的原则:根据医嘱正确给药、严格执行查对制度、安全正确用药、密切观察用药反应。

【个人任务 问与答】表6-1中的医嘱分别属于前面学习过的哪些知识呢?

表6-1 认识医嘱

长期医嘱	长期医嘱
内科急性心肌梗死护理常规	心电、血压监护
特级护理	吸氧
半流质饮食	阿司匹林肠溶片 0.1 g,qd,po
病危	低分子肝素 4 100U,ih,bid

参考答案:"特级护理"和"病危"属于护理级别;"半流质饮食"属于饮食与营养中的基本饮食;"心电、血压监护"和"吸氧"属于生命体征的评估与护理;表6-1右侧最后两行属于给药方法。

【个人任务 问与答】以上医嘱中的 po、qn、ih 分别是什么意思?

参考答案:po—口服;qn—每晚一次(8pm);ih—皮下注射。

【个人任务 问与答】医嘱:"胰岛素 12 万 U H st"是什么意思?

参考答案:12万单位的胰岛素皮下注射,立即执行。

【个人任务 问与答】医嘱"0.9％NS 100 mL ＋头孢唑肟钠针 20u ivgtt"是什么意思?

参考答案:0.9％的生理盐水加头孢20单位,静脉滴注。

【个人任务 问与答】请分别说出"prn、DC、SOS、ID、ac、qod、12 mn、hs、hn、IV、qm、qn"以下医院常用给药英文缩写的中文译意?

参考答案:prn—需要时(长期);DC—停止;SOS—需要时(限用一次,12小时内有效);ID—皮内注射;ac—饭前;qod—隔日一次;12 mn—午夜;hs—临睡前;hn—中午12时;IV—静脉注射;qm—每晨一次;qn—每晚一次。

【个人任务 问与答】执行口头医嘱时应注意什么?

参考答案:护士一般不执行口头医嘱,如果遇到特殊情况(如急救时)需要执行口头医嘱时,护士应做到"听、问、看、补":听清楚医嘱内容;听后再问或者复述一遍医嘱内容,确定无误;看清药品名称、剂量、浓度;及时让医生补开医嘱。

【个人任务 问与答】给药的"五个准确"具体指什么内容?

参考答案:给药的"五个准确"是指,将准确的药物,按准确的剂量,用准确的途径,在准确的时间内给予准确的患者。

【个人任务 课间检测】

患者,女,43岁,因"乳腺肿块"拟行手术,住"28床"。临下班时病房又收住了一位急诊患者,当时没有病床而"原28床"患者又不在病房,护士紧急中将这位急诊患者安排在"28床"临时救治。不巧的是,这位急诊患者与"原28床"患者同名同姓,护士也忽视了这个问题。夜班护士执行夜间治疗,呼叫姓名后便将原"28床"患者的治疗执行在了新"28床"患者身上。护士做完所有患者治疗返回治疗室查对白班医嘱时才发现问题,立即将此事告诉了值班医生。经过严密观察、积极处理后这位新患者没有出现任何不良反应,而且病情很快得到了控制。

请问:

(1)该案例中护士没有做到"五个准确"中的哪些内容?

(2)如何避免此类事件再次发生?

参考答案:

(1)案例中护士没有做到准确的药物和准确的患者。

(2)避免此类事件再次发生的方法:在执行治疗时,护士应做好"三查七对"。做到操作前、操作中、操作后查对,不能仅采取一种核对方式核对患者的身份。采取应答方式查对患者身份时,应询问:"请问您是几床、叫什么名字?"这是可以减少或避免护理差错事故发生的有效的方法。对于那些姓名相同或发音一样的患者应查对诊断和年龄。为防止出错,姓名相同或发音相同的患者最好不要安置在同一病房。

【个人任务 问与答】"三查七对"的内容包括哪些?

参考答案:"三查"是指操作前、操作中、操作后查对;"七对"是指床号、姓名、药名、浓度、剂量、用法、时间。

【小组任务 小组汇报1】"三查七对"在各种注射法中的重要性。

要点提示:违反"三查七对"后的后果并举例说明,临床上出现这种问题的常见原因及对策。

【小组任务 小组讨论1】

患者,李某,15床,男,70岁,诊断:"慢性阻塞性肺疾病急性发作",于7月8日入院。长期医嘱:0.9%NaCl+氨溴索+沙丁胺醇雾化吸入,bid。7月11日,责任护士甲护士准备为患者执行下午的静脉输液、雾化吸入治疗和其他护理,治疗班乙护士帮她用10 mL无菌注射器抽取了0.9%NaCl+氨溴索+沙丁胺醇,标识了床号、姓名、药名、剂量、用法,回套入注射器的无菌包装袋中,放在治疗盘上。甲护士为她分管的患者执行下午的静脉输液,又为压疮患者换药、更换液体,还有患者等着她帮助翻身拍背排痰,她看到治疗车上已抽好的 15 床患者李某的药,赶快到 15 床为患者执行,她双向核对了床号、姓名,为 15 床患者李某进行了静脉注射,推药过程中患者出现心率增快,自感心慌不适并告知护士,甲护士低头仔细看看注射器上的标识,发现"雾化吸入"后她意识到给药途径错了,立即停止静脉推注,报告医生、护士长。经过医生、护士的积极处理,1 小时后患者李某的心率恢复正常,心慌不适的感觉消失。患者如期出院。

请问:导致此事件发生的原因有哪些? 针对此事件可以给予哪些纠正措施?

参考答案:

1. 事件原因分析:

(1) 直接原因:甲护士为患者给药时只双向核对了床号、姓名,未核对药名、剂量、浓度、时间、用法,导致注射途径错误。

(2) 雾化吸入药放置的器具与静脉注射药一样,易引起混淆,导致用药失误。

(3) 雾化吸入药的注射器标签与静脉注射药注射器的标签外观一样,易引起混淆,导致用药途径失误。

2. 纠正措施:

(1) 立即停药。

(2) 观察患者的生命体征。及时安抚患者及家属,做好沟通解释工作。

(3) 组织全科护士对事件进行分析、讨论失误发生的原因、预防的方法,警示护士吸取经验教训,避免同样或类似错误的再次发生。

(4) 对事件进行记录,24 小时内书面上报医务科、护理部,写明事情经过、原因分析、后果、当事人的认识。

(5) 再次对护士进行教育和培训,使全体护士知晓查对制度一定要切实落实在日常工作中,形成习惯。三查七对缺一不可。

【小组任务 小组讨论 2】

34 床吴某、35 床蒋某共住一间双人病房。34 床吴某医嘱:0.9%NaCl 250 mL+头孢曲松 1 g,静脉输注。35 床蒋某医嘱:中长链脂肪乳注射液 250 mL+水溶性维生素 0.5 g,郭护士同时拿着 34 床、35 床的液体到病房准备给他们换药,她将中长链脂肪乳注射液放在 34 床吴某的床尾桌上,拿着头孢曲松组液准备给 35 床蒋某换药,35 床家属说不对,那一瓶是我们的,郭护士就将中长链脂肪乳注射液给 35 床蒋某换上,接上后还未开输液器开关,准备在输液卡上签名时发现本组液体中的水溶性维生素 0.5 g 没有加药者签名,而且加了药应该是黄色的,郭护士回治疗室抽取水溶性维生素 0.5 g,再回来将水溶性维生素 0.5 g 加入 35 床蒋某的中长链脂肪乳注射液中。郭护士认为最终给患者的药物没有错误,没有必要向护士长汇报。第二天护士长查房听到患者家属反映,开展调查,方知道此事始末。

请问:导致此事件发生的原因有哪些? 针对此事件可以给予哪些纠正措施?

参考答案:

1. 事件原因分析:

(1) 直接原因:郭护士取药准备给患者换药时,未检查药物是否已加入,是否有加药者签名;未核对就匆忙准备给患者换药,差点给错药。一次换药的过程中两次失误,虽然最终给患者的药物没有错误,但给患者及家属造成护士工作不负责的不良影响。

（2）发生护理不良事件后,郭护士应立即报告护士长,而她认为最终给患者的药物没有错误,没有必要向护士长汇报。发生护理不良事件后,要及时评估事件发生后的影响,如实上报,并积极采取挽救或抢救措施,尽量减少或消除不良后果。

2. 纠正措施:

（1）安抚患者及家属,感谢他们及时指出护士工作中的不足。

（2）组织全科对事件进行原因分析、讨论,吸取经验教训,防止类似事件发生。护士从治疗室取药时要核对药物是否已配,药物剂量是否正确,护士签名及时间。到病房时检查床头卡、床号、姓名,并问患者叫什么名字。

（3）检查科室更换液体操作流程、查对等工作制度是否完善。不完善立即修改完善,并组织讨论,交上级审定后严格执行;如流程完善,则需追究个人责任,有章不循者按规定处罚。

（4）对当事郭护士重点培训,进行有效教育,使其知晓严格执行规章制度的必要性,树立护理不良事件的防范意识,培养严谨的工作态度,严格执行各项操作规程、查对制度和护理交接班制度,进行慎独精神教育。考核合格后再独立上岗。

（5）增设查对警示牌。将"请查对"制作成警示牌挂在治疗室;或在病房张贴"为了您的治疗安全,请配合护士查对您的姓名"作为提示。

（6）鼓励患者及家属加入查对工作中,医护患共同重视患者安全。

（7）加强医院信息技术建设。有研究表明:条形码系统能够在发生错误时给予护士提醒,可有效降低由于操作流程失误所致的给药错误。

【小组任务　小组汇报 2】慎独精神及重要性。

要点提示:慎独的概念,护士为什么需要慎独精神,慎独精神的重要性体现在哪些方面,缺乏慎独精神时有哪些表现,导致慎独精神缺乏的原因有哪些,如何培养慎独精神,等。

【个人任务　问与答】倒取无菌溶液操作中的三查应分别在什么时候进行查对?

参考答案:操作前:撬开铝盖前。操作中:冲洗瓶口之前。操作后:倒取溶液后。

【个人任务　问与答】药物抽吸时三查分别在什么时候进行? 核对的内容包括哪些?

参考答案:药物抽吸时三查的时间为,操作前——核对医嘱时,操作中——打开药液后,操作后——抽吸完药液后。核对的内容包括床号、姓名、药名、浓度、剂量、用法、时间。

【个人任务　课间检测】

案例 1:患者,女,27 岁。医嘱:0.9% NaCl 30 mL ＋ 罗氏芬 2 g iv tid。护士执行:10% KCl 30 mL ＋ 罗氏芬 2 g iv tid。患者反应:推注部位疼痛。请结合案例分析错误发生的原因。

参考答案:护士误将氯化钾当成氯化钠,在抽吸药液前、中、后未查对药名和浓度,未留下安瓿瓶。

案例 2:患者,女,50 岁,糖尿病。医嘱:RI 4U H tid 餐前半小时。护生吸针:RI 1 mL。结果:带教老师发现,及时纠正。请结合案例分析错误发生的原因。

参考答案:护生不熟悉 RI 剂量的计算。

案例 3:患者,女,26 岁,剖宫产术中(手术室)。医嘱:NS 20 mL ＋催产素 5U iv 胎儿娩出后。巡回护生:NS 20 mL ＋催产素 5U iv 胎儿娩出前。结果:胎儿宫内窘迫。请结合案例分析错误发生的原因。

参考答案:护生不了解用药的目的,没有查对用药的时间,带教老师疏忽,没有认真指导学生。

案例4：3床患者，邓梅，引产术后，益母草10 mL；4床曾梅，先兆流产，保胎治疗。护士发药，叫"邓梅"，但4床患者应声，将3床的药接过服下。结果：4床曾梅错服益母草10 mL一次。请结合案例分析错误发生的原因。

参考答案：护士给药前没有查对患者的床头卡，查对患者姓名的方法不规范，不了解患者的病情和药物的作用。

案例5：李某，男，45岁，因肺部感染后住院治疗，病情有所好转，拟于次日出院。在出院当天，行最后的静脉输液治疗时，患者家属发现输液瓶中有黑色线头样物质，遂告知护士，要求拔针，拒绝出院，要求继续留院观察并行全身检查，同时要求赔偿其人身伤害。请问：案例中出现了什么问题，在护理工作中如何避免类似情况发生？

参考答案：给患者使用的溶液质量出现问题，引起患者及家属不满。在静脉输液时应仔细检查药物质量，三查七对要做到位。

【个人任务　连连看】请将图6-1至图6-4中的内容与对应的注射法连接起来。

参考答案：图6-1（皮内注射法）；图6-2（静脉注射法）；图6-3（皮下注射法）；图6-4（肌内注射法）。

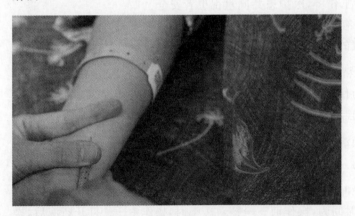

图6-1

肌内注射法

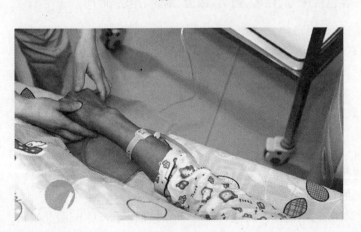

图6-2

皮内注射法

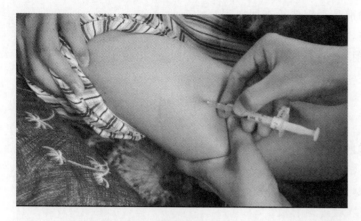

静脉注射法

图 6-3

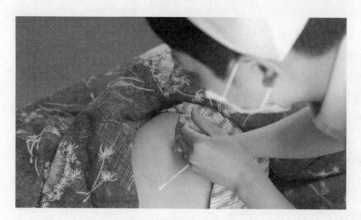

皮下注射法

图 6-4

二、注射原则

【个人任务　问与答】注射的原则包括哪些？

参考答案：注射原则是注射给药的总则，执行护士必须严格遵守。在操作过程中，须遵守以下规则。包括严格遵守无菌操作原则、严格执行查对制度、严格执行消毒隔离制度、选择合适的注射器和针头、注射药物现配现用、注射前排尽空气、注射前检查回血、掌握合适的进针角度和深度、应用减轻患者疼痛的注射技术。

【个人任务　问与答】注射时如何消毒皮肤？

参考答案：用棉签蘸取 0.5% 碘伏，以注射点为中心向外螺旋式旋转消毒 2 遍，直径在 5 cm 以上。

【个人任务　问与答】如何选择合适的部位？

参考答案：根据注射的目的选择注射部位，注射部位应避开神经、血管处（动静脉注射除外），不可在瘢痕、硬结、炎症、皮肤受损处进针，对需长期注射的患者，应经常更换注射部位。

【个人任务　问与答】注射药物为什么需要现配现用？

参考答案：药物配好后长时间放置会使药物效价降低，还会增加药物被污染的机会。

【个人任务　问与答】注射药物前是否需要检查回血呢？

参考答案：进针后、注射药液前，抽动注射器活塞，检查有无回血。动静脉注射必须见有回血后方可注入药物。皮下、肌内注射，无回血方可注入药物，如有回血，须拔出针头重新进针，不可将药液注入血管内。

知识拓展

常规肌内注射进针后不建议抽回血

肌内注射（肌肉注射）、皮下注射的回血操作是中国医疗系统的常规要求。中国的各种注射规范、流程、考核都以"回血操作"作为注射的必要原则，医护人员不得不遵循。但是，现在这个常规正在被逐渐打破。

1. 美国疾控中心最新疾病预防管理规范中明确提出在推荐的位置注射疫苗，不需要"回血操作"。

2. 美国桑福德医疗中心指出"回血操作"延长了注射时间、增加了疼痛、减少了治疗依从性；在美国疾控中心推荐的位置注射，是安全的。

3. 中国卫计委发布《预防接种工作规范（2016版）》，其中关于"预防接种操作"涉及的三种注射方法：皮内、皮下、肌内注射，都没有提及"回血操作"。

4. 中国《中国糖尿病药物注射技术指南（2016年版）》完全没有提到糖尿病皮下注射需要回血。

由此可见，在中国疾控系统的所有疫苗注射及医疗系统的糖尿病注射领域，已经与国际接轨，在推荐的位置进行肌内注射、皮下注射，不再要求"回血操作"。

推荐实践：不建议常规肌内注射进针后抽回血。对于注射某些进入血液可能导致潜在风险的特定药物（例如免疫疗法），如果药物进入血液可能导致高风险时，肌内注射进针后应抽回血。

【个人任务　问与答】简述各种注射法合适的进针角度和深度。

参考答案：皮内注射5°进针，皮下注射30°～40°进针，肌内注射90°进针，静脉注射15°～30°进针。皮内注射的深度：针尖斜面刺入，皮下注射、肌内注射进针的深度以针梗1/2～2/3为宜，不可将针梗全部刺入注射部位，以防不慎断针时增加处理的难度。

【个人任务　问与答】在注射给药时，如何减轻患者疼痛的注射技术？

参考答案：帮助患者取合适体位，使肌肉放松，便于进针，进针时分散患者注意力。注射时做到"二快一慢"（进针和拔针快，推药缓慢并均匀），选择细长针头注射刺激性强的药物。同时注射多种药物时，先注射刺激性较弱的药物，再注射刺激性较强的药物。

三、各种注射法

【个人任务　问与答】皮内注射时如何选择注射部位？

参考答案：皮内注射的部位如下。①药物过敏试验，注射部位在前臂掌侧下段。②预防接种，注射部位在上臂三角肌下缘。③局部麻醉，注射部位在麻醉处。

【个人任务 问与答】臀大肌注射时如何运用"十字法"和"连线法"进行定位？

参考答案：臀大肌注射的定位法有如下两种。①十字法：从臀裂顶点向左侧或右侧划一水平线，然后从髂嵴最高点作一垂线，将一侧臀部分为四个象限，其外上象限并避开内角，即为注射区。②连线法：从髂前上棘至尾骨作一连线，其外 1/3 为注射部位。

【个人任务 问与答】静脉注射失败的常见原因有哪些？其临床表现如何？

参考答案：静脉注射失败的常见原因及临床表现如下。①针头刺入过浅未刺入静脉内，表现为抽吸无回血，推注药液局部隆起，有疼痛感。②针尖斜面未完全刺入静脉，表现为抽吸虽有回血，但推药可有局部隆起，有疼痛感。③针头刺入较深，斜面一半刺破对侧血管壁，表现为抽吸有回血，推注少量药液局部可无隆起，但因部分药液注入静脉外，患者有疼痛感。④针头刺入过深穿透对侧血管壁，表现为抽吸无回血，药液注入深层组织。

【个人任务 连连看】请将各种注射部位、注射法和注射角度连接起来。

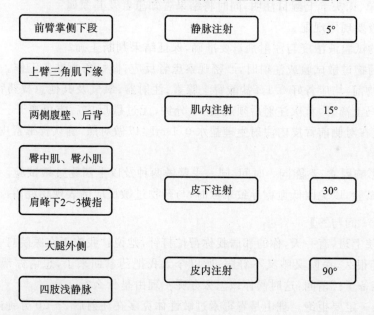

参考答案：静脉注射，部位在四肢浅静脉，注射角度为 15°；肌内注射，部位在臀中肌、臀小肌，肩峰下 2～3 横指，大腿外侧，注射角度为 90°；皮下注射，部位在上臂三角肌下缘，两侧腹壁、后背，大腿外侧，注射角度为 30°；皮内注射，部位在前臂掌侧下段，上臂三角肌下缘，注射角度为 5°。

四、药物过敏试验法

【个人任务 问与答】如何判断青霉素皮试结果？

参考答案：青霉素皮试结果观察方法如下。①阳性（＋）表现：皮丘隆起增大，出现红晕，直径大于 1 cm，周围有伪足伴局部痒感；严重时可有头晕、心慌、恶心，甚至发生过敏性休克。②阴性（－）表现：皮丘大小无改变，周围无红肿，无红晕，无自觉症状，无不适表现。

【个人任务 问与答】发生青霉素过敏性休克后，患者会出现哪些临床表现？

参考答案：过敏性休克的临床表现如下。①呼吸道阻塞症状：由于喉头水肿、支气管痉挛、肺水肿引起，可表现为胸闷、气促、哮喘与呼吸困难，伴濒死感。②循环衰竭症状：由于周围血管扩张导致有效循环血量不足,可表现为面色苍白、出冷汗、发绀,脉搏细弱,血压下降。③中枢神经系统症状:因脑组织缺氧,可表现为面部及四肢麻木,意识丧失,抽搐或大小便失禁等。④其他过敏反应表现:可有荨麻疹,恶心、呕吐、腹痛与腹泻等。

【个人任务　问与答】如何预防青霉素过敏反应的发生呢?

参考答案:预防青霉素过敏反应发生的方法如下。

(1) 询问"三史":①使用各种剂型的青霉素前,必须详细询问患者的用药史、家族史和过敏史。②已有过敏史者,禁止做药物过敏试验。③无过敏史者,凡首次用药、停药3天以上者,用药过程中更换批号时必须做药物过敏试验,试验结果阴性时方可用药。④若患者对其他药物、食物、接触物过敏者,应慎做药物过敏实验。

(2) 用药前做药物过敏试验,准确判断试验结果。

试验结果阴性时方可用药。结果阳性者绝对禁止使用青霉素,同时报告医生。并在体温单、病历、医嘱单、床头卡上醒目注明,同时将结果告知患者及其家属。

(3) 试验液要现用现配。

(4) 配制的试验液浓度与注射剂量要准确,保证结果判断正确。

(5) 进行药物过敏试验或注射时,严密观察患者反应,做好急救准备工作。进行药物过敏试验或使用药物前,均应备好0.1%盐酸肾上腺素;注射器、氧气及其他急救药物和器械;注射后嘱咐患者勿马上离开,首次注射后须观察30分钟,无过敏反应后方可离开。对青霉素皮试结果有怀疑,应在对侧前臂皮内注射生理盐水0.1 mL,以做对照,确认青霉素皮试结果为阴性方可用药。

(6) 排除影响因素:不能同一时间、同一手臂做两种及以上药物过敏试验。患者空腹时不宜做药物过敏试验,以免因低血糖导致晕厥时,与药物过敏反应的表现相混淆。

【个人任务　问与答】

你在某医院上班,有一天,你的邻居找你帮忙打针,她说:"我昨天在医院打了青霉素,医院好多人啊,要等很久,医院又吵又不舒服,所以今天我把药拿回来了,想请你帮我在家里打一下,用物我都准备了。"请问:这时候你该怎么办呢? 理由是什么?

参考答案:一定要拒绝。理由是青霉素过敏性休克多在注射后2~20分钟内,甚至可在数秒内发生,既可发生于皮内试验过程中,也可发生于初次肌内注射或静脉注射时(皮内试验阴性);还有极少数患者发生于连续用药过程中。私自在家里注射违反了相关护士条例,而且一旦出现严重过敏反应,没有急救药物和设备,会出现严重的后果。

【小组任务　小组讨论3】

某患者因发热到医院就诊,护士遵医嘱给患者做了青霉素过敏试验,20分钟后患者的左手腕皮试处有一个小拇指甲大小的红点,随后护士给患者进行了输液,输液15分钟后,患者的左胳膊和嘴唇开始发青,并呕吐。护士又给患者吸痰,痰中有血丝。在吸痰的过程中,输液一直持续着。随后,患者出现嘴唇青紫、呼吸困难。医生过来后连忙拔掉输液,并开始抢救患者。最后,患者死亡。

请问:

1. 该患者出现了什么情况?

2. 在给患者治疗的过程中,护士存在什么问题? 如何避免此类问题的发生?

3. 患者出现相关的临床表现后应该如何处理?

参考答案：

1.该患者出现了青霉素皮试阳性和青霉素过敏性休克。

2.护士存在的问题：青霉素皮试结果阳性仍给患者输液；输液后出现不良反应，没有第一时间停止输液，导致患者反应不断加重。

3.患者出现相关的临床表现后应该如何处理？

由于青霉素过敏性休克发生迅猛，务必要做好预防及急救准备并在使用过程中密切观察患者的反应，一旦出现过敏性休克应立即采取以下措施组织抢救。

处理原则：迅速及时，分秒必争，就地抢救，密切观察病情变化（迅速、就地、有效、观察）。

（1）立即停药，协助患者平卧、报告医生、就地抢救。注意保留输液通道，换掉输液器，药液更换为生理盐水，药液保留用于检测。

（2）立即皮下注射0.1%盐酸肾上腺素1 mL，小儿剂量酌减。症状如不缓解，可每隔半小时皮下或静脉注射该药0.5 mL，直至脱离危险期。盐酸肾上腺素是抢救过敏性休克的首选药物，具有收缩血管、增加外周阻力、提升血压；兴奋心肌、增加心排出量以及松弛支气管平滑肌等作用。

（3）给予氧气吸入，改善缺氧症状。呼吸受抑制时，立即进行人工呼吸，并肌内注射尼可刹米、洛贝林等呼吸兴奋剂。有条件可行气管插管，借助人工呼吸机辅助或控制呼吸。喉头水肿导致窒息者，应尽快施行气管切开。

（4）根据医嘱给药：根据医嘱静脉注射地塞米松5～10 mg 或将琥珀酸钠氢化可的松200～400 mg 加在5%～10%葡萄糖溶液500 mL 内静脉滴注；应用抗组胺类药物，如肌内注射盐酸异丙嗪25～50 mg 或苯海拉明40 mg。

（5）改善微循环：静脉滴注10%葡萄糖溶液或平衡溶液，扩充血容量。如血压仍不回升，可按医嘱加入多巴胺或去甲肾上腺素静脉滴注。

（6）若发生心搏骤停，立即进行心肺复苏抢救。如施行体外心脏按压，气管内插管或人工呼吸急救措施。

（7）加强病情观察，记录生命体征、神志和尿量等病情变化；不断评价治疗与护理的效果，为进一步处置提供依据。

【个人任务　问与答】

有一天，某护士收治了一例支气管感染的患者。评估时，问到药物过敏史，该患者称有青霉素过敏、葡萄糖过敏。对青霉素过敏可以理解，但对葡萄糖过敏该护士认为是患者描述错误。一个人怎么可能对葡萄糖过敏呢？我们吃的食物在人体内不都是分解成葡萄糖了吗？从来没有见过葡萄糖过敏的。该护士坚持认为是葡萄糖里加了药物导致过敏。因此，在首页上没有填写"葡萄糖过敏"该项，医生也只知道患者对青霉素过敏。当该护士遵医嘱为患者输上葡萄糖为溶媒的药物时，患者立即出现呼吸困难，面色发绀。幸好，经抢救患者转危为安。后来进一步病史询问，了解到患者曾多次发生葡萄糖过敏，每一次都是我们医护人员想当然造成的。请根据以上案例中的情况，谈谈你的体会。

参考答案：虽然该患者痊愈出院，但只要想到该患者如果发生意外，就会不寒而栗，医疗事故带来的法律责任难辞其咎。护士曾经询问了该患者病史，但没有与医生沟通，轻视患者的主诉，导致了意外的发生。

知识拓展

青霉素阳性，还能再做皮试

最新发布的《青霉素皮肤试验专家共识》中对皮试禁忌证进行了明确，以下三种情况禁做青霉素皮试。

1. 近4周内发生过速发型过敏反应者。

2. 过敏性休克高危人群，如哮喘控制不佳，小剂量过敏原导致严重过敏反应病史等。

3. 有皮肤划痕症，皮肤肥大细胞增多症，急慢性荨麻疹等皮肤疾病。

根据《青霉素皮肤试验专家共识》，可以得出结论：①青霉素皮试阳性，不属于青霉素皮试禁忌证。②青霉素皮试结果阴性，提示可以接受青霉素类药物治疗。但是青霉素皮试不是保证患者安全的唯一措施，即使皮试阴性仍有发生过敏反应的风险。因此，青霉素类药物给药期间需要密切观察患者不良反应以及备好抢救设备与药物，充分做好抢救准备工作。③如果某患者以前发生的过敏反应不属于"速发型过敏反应"，下次医嘱开出的时间是在"4周"以后，且不属于皮试禁忌证中的第2点、第3点，医生如果开出皮试医嘱，护士还是需要执行皮试。

【小组任务　小组讨论4】

患者，朱某，70岁，因"咳嗽、咳痰伴低热2天"来急诊就诊，诊断为"肺部感染"。既往有支气管哮喘病史，对青霉素、头孢类药物过敏。当日在急诊科输液室进行输液抗感染治疗。在输完第二瓶液体后，护士将配好的另一位同姓名患者的头孢类药物为朱先生接上，接液体后3分钟，朱先生出现心慌、气促、发绀、四肢厥冷等药物过敏反应，抢救无效死亡。患者家属将所输液体封存后得知护士输错了药物，将另一位同姓名患者的头孢类药物输入朱先生体内，导致过敏性休克死亡，患者家属将医院告上法庭。请对该事件的原因进行分析，并提出纠正措施。

请问：导致此事件发生的原因有哪些？针对此事件可以给予哪些纠正措施？

参考答案：

1. 事件原因分析：

(1) 护士未严格执行注射药物的查对制度，未查对全部内容，只简单地核对了患者的姓名，未执行双人查对制度，未使用两种以上的方法对患者身份进行核对，而是以姓名为唯一的方法核对患者身份。

(2) 护士未认识到严格执行"三查七对"制度的重要性和必要性，没认识到输错药会造成严重的不良后果，对潜在风险没有预见性。

(3) 护士在为患者更换输液药物时，没有对患者讲明药物的名称及作用，没有尽到告知的义务。

(4) 护士更换液体后立即离开患者，没有对患者进行必要的观察。

(5) 缺乏输液时患者身份识别的流程和指引。

(6) 无药物过敏标识，护士更换液体时未询问患者药物过敏史。

2. 纠正措施：

(1) 安抚患者家属，做好善后工作。

(2) 对事情进行原因分析、组织全科护理人员进行讨论，找出对策，使护士认识到不严格执行"三查七对"制度所致的严重后果,吸取经验教训,防止类似事件发生。对护士进行有效教育和培训,使他们认识到严格遵守规章制度的重要性,着重培训查对的方法和内容。

（3）护士为患者输液时,采用两种身份识别的方法对患者进行身份确认,首先查看患者的编号与输液卡及输液瓶贴是否一致,然后反向询问患者的姓名及相关信息,患者回答无误后方可给其输液。

（4）建立使用"腕带"作为识别标识的制度,作为输液前辨识患者的一种有效手段。

【个人任务　连连看】将各种药物与0.1 mL皮试液中药物的含量连接起来。

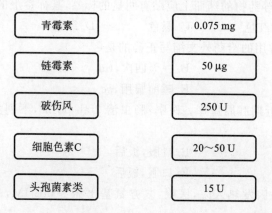

青霉素		0.075 mg
链霉素		50 μg
破伤风		250 U
细胞色素C		20～50 U
头孢菌素类		15 U

参考答案:青霉素(20～50U)、链霉素(250U)、破伤风(15U)、细胞色素C(0.075 mg)、头孢菌素类(50 μg)。

【小组任务　小组作业】

护士,李某,在一家医院已经工作了三年,今年气候异常,住院患者激增,该护士忙得脚不沾地。一天给患者发药时,她张冠李戴发错了药,幸好被及时发现,没有酿成事故。出现这种情况后,你希望医院如何处理这件事情呢?

参考答案:虽然没有酿成事故,但医院的管理部门依然对这件事情展开了严厉地"问责"。①首先问责护理部。他们从电脑中调出最近一段时间病历记录,发现"李某负责区域的患者增加了30%,而护士人手并没有增加"。调查部门认为护理部没有适时增加人手,造成了李某工作量加大,劳累过度。人员调配失误。②然后问责人力资源部门的心理咨询机构。李某的家里最近有什么问题? 询问得知,她的孩子刚两岁,上幼儿园不适应,整夜哭闹,影响到李某晚上休息。调查人员询问后认为"医院的心理专家没有对她进行帮助,失职!"③最后问责制药厂。专家认为"谁也不想发错药,这里可能有药物本身的原因。"他们把李某发错的药放在一起进行对比,发现几种常用药的外观、颜色相似,容易混淆。他们向药厂发函,建议改变常用药片外包装,或改变药的形状,尽可能减少护士对药物的误识。

那几天李某特别紧张,不知医院如何处理。医院心理专家走访了她,告诉她不用担心患者赔偿事宜,已由保险公司解决。还与李某夫妻探讨如何照顾孩子,并向社区申请给予她10小时义工帮助。李某下夜班,义工照顾孩子,以保证她能充分休息。同时医院特别批准她"放几天假,帮助女儿适应幼儿园生活"。这以后,李某工作更加认真细致,也没有再发生类似错误。她和同事们都很喜欢自己的工作,想一直做下去。

第三部分　课后检测

1. 氰化物、磷化锌等药物的药瓶上应贴有明显的标签,其标签上的颜色是(　　)。

A. 蓝色　　　　B. 红色　　　　C. 黑色　　　　D. 绿色　　　　E. 黄色

2. 下列关于医院常用的给药外文缩写正确的是(　　)。

A. 一天三次,bid　　　　　B. 一天四次,tid　　　　　C. 一天二次,qid

D. 每晚一次,qn　　　　　E. 睡前服用,ac

3. 患者,女,4 岁,近期肛周瘙痒。医嘱:肠虫清 2tab po hs,下列关于此医嘱用药时间说法正确的是(　　)。

A. 口服,饭前　　　　　B. 口服,饭后　　　　　C. 口服,睡前

D. 口服,饭前　　　　　E. 口服,饭后

4. 患者,女,35 岁,因发热入院,医嘱:复方氨基比林 2 mL IM,注射时为使臀部肌肉放松,应采取的姿势为(　　)。

A. 侧卧位,下腿伸直,上身弯曲　　　　　B. 俯卧位,足尖相对,足跟分开

C. 俯卧位,足尖分开,足跟相对　　　　　D. 坐位,腰背前倾

E. 站立,身体挺直

5. 王先生,67 岁,慢性支气管炎。近期咳嗽加剧,痰液黏稠,不易咳出,给予超声波雾化吸入治疗。为该患者做超声波雾化吸入治疗时首选的药物是(　　)。

A. 舒喘灵　　　B. 青霉素　　　C. 地塞米松　　　D. 氨茶碱　　　E. α-糜蛋白酶

6. 发生青霉素过敏反应时,患者最早出现的症状是(　　)。

A. 意识丧失　　　B. 血压下降　　　C. 面色苍白　　　D. 气促　　　E. 幻觉

7. 患者王某,扁桃体炎,注射青霉素后第 10 天自觉皮肤瘙痒,腹痛,体检:T 38.7 ℃,膝关节肿痛,全身淋巴结肿大,患者可能发生了何种反应?(　　)

A. 呼吸道过敏　　　　　B. 血清病反应　　　　　C. 关节炎

D. 消化道过敏　　　　　E. 皮肤过敏

8. 当患者出现青霉素过敏性休克症状时,首先采取的急救措施是(　　)。

A. 立即通知医生

B. 立即停药、平卧,皮下注射 0.1%盐酸肾上腺素

C. 静脉注射 0.1%盐酸肾上腺素

D. 立即吸氧,行胸外心脏按压

E. 即刻注射强心剂

9. 接受破伤风抗毒素脱敏注射时的患者出现了轻微反应,护士应采取的正确措施是(　　)。

A. 立即停止注射,迅速给予抢救处理　　　　　B. 立即报告医生

C. 重新开始脱敏注射　　　　　D. 注射苯海拉明抗过敏

E. 停止注射,待反应消退后,减少剂量增加次数注射

10. 患者徐某,因肺结核注射链霉素,出现了发热、皮疹、荨麻疹,医嘱静脉注射葡萄糖酸钙,其目的是(　　)。

A. 收缩血管,增加外周阻力　　　　B. 松弛支气管平滑肌　　　　C. 降低体温

D. 缓解皮肤瘙痒　　　　E. 减轻毒性症状

课后检测参考答案:1. C;2. D;3. C;4. B;5. E;6. D;7. B;8. B;9. E;10. E。

附件1:青霉素皮肤试验专家共识

　　青霉素类抗生素是一类具有重要临床价值且应用广泛的抗菌药物。临床对于应用该类药物的最大顾虑是可能导致过敏性休克等严重反应,因此《中华人民共和国药典临床用药须知》规定使用青霉素前必须进行皮肤试验(以下简称皮试),阴性方可使用。此规定被国内各医疗机构和医生较为严格地遵照执行,但执行中对青霉素皮肤试验的适应证、皮试方法和结果解读等仍存在较多分歧和错误做法。鉴于此,国家卫生计生委抗菌药物临床应用与细菌耐药评价专家委员会组织感染病、变态反应、儿科、重症医学、临床药学、检验、护理等多学科专家,经过文献检索、评价,结合国内实践经验和现有条件、规章,撰写本共识,以期提高临床医生、药师、护士等专业人员对青霉素过敏反应和皮试的认识,逐步改进、规范青霉素皮试实践。

　　一、青霉素过敏反应分类、机制及发生率

　　1. 药物过敏反应按照发生机制可分为以下几种。①Ⅰ型过敏反应,由IgE介导的速发型过敏反应,主要引起过敏性休克、荨麻疹、喉头水肿和支气管哮喘等;②Ⅱ型过敏反应,细胞毒作用,主要引起溶血性贫血、粒细胞缺乏、血小板减少等;③Ⅲ型过敏反应,抗原-抗体复合物反应,主要导致血清病、药物热;④Ⅳ型过敏反应,迟发或细胞介导的过敏反应,主要引起接触性皮炎、大疱表皮剥脱松解症和间质性肾炎等。

　　2. 临床上通常将青霉素过敏反应分为以下两种。①速发型过敏反应,由IgE介导的过敏反应,包括荨麻疹,以及造成严重生命威胁的过敏性休克、喉头水肿和支气管哮喘等,多在1小时内出现,少数可迟至6小时内发生。②迟发型过敏反应,包括Ⅱ、Ⅲ、Ⅳ型过敏反应,通常发生于给药1小时以后。

　　青霉素Ⅰ型过敏反应的抗原由半抗原(β内酰胺环水解产物和侧链)结合人体血清或组织蛋白形成。β内酰胺环水解产物包括主要抗原决定簇和次要抗原决定簇。所谓“主要”或“次要”主要指两类水解产物数量上的差异,而不是它在免疫学和临床上的重要性。次要抗原决定簇仅占β内酰胺环水解产物的5%,含多种成分,合称小抗原决定混合物,但它与IgE抗体亲和力强,90%~95%的过敏性休克等速发型过敏反应由其引起。主要抗原决定簇占β内酰胺环水解产物约95%,主要成分为青霉噻唑,但它与IgE抗体亲和力差,更多导致荨麻疹等过敏反应,而较少引发过敏性休克等致命的速发型过敏反应。半合成青霉素的侧链亦可为半抗原,但在不同地区致过敏的发生率差异大,我国尚缺乏相应流行病学资料。

　　患者中5%~15%声称对青霉素存在某种类型过敏反应,但其中85%~90%青霉素皮试阴性并可耐受。青霉素速发型过敏反应发生率为0.01%~0.04%,死亡率为0.002%,美国估计每年死于青霉素过敏患者达500~1000人。

　　二、青霉素皮试适应证及其临床价值

　　《中华人民共和国药典临床用药须知》规定,患者在使用青霉素类抗生素前均需做青霉素

皮肤试验。因此,无论成人或儿童,无论口服、静滴或肌注等不同给药途径,应用青霉素类药物前均应进行皮试。停药72小时以上,应重新皮试。

青霉素皮试是目前预测青霉素速发型过敏反应最为快捷、敏感和经济的方法。科学、规范的青霉素皮试(皮试液含主要和次要抗原决定簇,有阴性、阳性对照,受训练专业人员操作并判断)对成人、儿童过敏性休克等速发型过敏反应有良好的预测作用,其阴性预测值可达97%～99%,即皮试阴性患者仅1%～3%可能发生速发型过敏反应,可有效降低患者发生过敏性休克等严重威胁生命的风险。此外,规范的青霉素皮试可排除部分虚假的"青霉素过敏",增加患者使用青霉素类药物的机会,减少更加广谱、昂贵和更多附加损害的其他药物的作用。

三、青霉素皮试液成分

理想的青霉素皮试液应包括以下成分:①代表次要抗原决定簇的青霉素G、青霉噻唑盐和青霉吡唑酸盐;②代表主要抗原决定簇的青霉噻唑-多赖氨酸;③如拟使用氨基青霉素,可增加氨苄西林或阿莫西林成分。青霉噻唑盐、青霉吡唑酸盐在大多数国家无商业供应,我国无青霉噻唑多赖氨酸、青霉噻唑盐和青霉吡唑酸盐商业供应。文献报道,仅以青霉素G进行皮试,由于其含有降解产物,仍可预测90%～95%次要抗原决定簇所致的速发型过敏反应。

同时以组胺(浓度0.01 g/L)为阳性对照和生理盐水为阴性对照,有助于甄别假阳性和假阴性。

四、目前我国推荐青霉素皮试方法和判断标准

鉴于《中华人民共和国药典临床用药须知》的法律地位,目前应参照其推荐配制青霉素皮试液、操作和进行结果判断。

1. 皮试液配制:取青霉素钠盐或钾盐,以生理盐水配制成为含20万U/mL青霉素溶液(80万U/瓶,注入4 mL生理盐水即成);取20万U/mL溶液0.1 mL,加生理盐水至1 mL,成为2万U/mL溶液;取2万U/mL溶液0.1 mL,加生理盐水至1 mL,成为2000U/mL溶液;取2000U/mL溶液0.25 mL,加生理盐水至1 mL,即成含500U/mL的青霉素皮试液。

目前国内有成熟应用多年的青霉素皮试剂供应,每瓶含青霉素钠2500U。使用该品仅需一次稀释,可节约操作时间、减少工作量,且避免因多步稀释可能导致的剂量误差、污染甚至由此导致的假阳性、假阴性。

皮试液以现配现用为佳,如需保存宜4 ℃冷藏,但时间不应超过24小时。

2. 皮试方法:用75%乙醇消毒屈侧腕关节上方三横指(1岁以下儿童二横指)处皮肤,对乙醇敏感者改用生理盐水。抽取皮试液0.1 mL(含青霉素50U),做皮内注射成一皮丘(儿童注射0.02～0.03 mL)。

3. 结果判断:20分钟后观察,如局部出现红肿,直径>1 cm(或比原皮丘增大超过2 mm)或局部红晕为阳性。对可疑阳性者,应在另一前臂用生理盐水做对照试验。

国内亦有少数医疗机构尝试采用快速仪器试验法,以电脉冲将青霉素皮试液导入皮肤,此法具有无痛、便捷的优点,其临床价值有待更多观察。

五、皮试禁忌证及注意事项

1. 皮试禁用于:①近4周内发生过速发型过敏反应者;②过敏性休克高危人群,如哮喘控制不佳,小剂量过敏导致严重过敏反应病史等;③有皮肤划痕症,皮肤肥大细胞增多症,急慢性荨麻疹等皮肤疾病。

2. 青霉素皮试前注意事项:①皮试本身亦可能导致速发型过敏反应,应有抢救设备与药品准备(一旦发生过敏反应,应及时就地救治);②应用抗组胺药物可能影响皮试结果,皮试前

应停用一代抗组胺药(苯海拉明)至少72小时,二代抗组胺药(西替利嗪、氯雷他定)至少1周;停用鼻腔喷雾剂至少72小时;③雷尼替丁等H_2受体拮抗剂停用至少48小时;④β受体阻滞剂和血管紧张素转化酶抑制剂等药物可能影响对速发型过敏反应救治,皮试前应停用至少24小时,尤其在存在发生严重过敏反应可能时。

3. 皮试中发生过敏性休克等严重速发性过敏反应,应及时就地采取抢救措施:①迅速中止皮试操作;②及时建立静脉通路;③予以肌内或皮下注射肾上腺素(1:1000肾上腺素,成人0.3~0.5 mL,儿童0.01 mg/kg体重,最大0.3 mL,每15~20分钟可重复);④吸氧及糖皮质激素等其他药物治疗。

六、皮试结果意义

青霉素皮试阴性,表示发生过敏性休克等速发型过敏反应的风险较低,可接受青霉素类药物治疗,但仍有发生速发型过敏反应的风险,尤其在首次给药时。此外,青霉素皮试不能预测起疱性皮疹如Stevens-Johnson综合征、大疱表皮剥脱松解症,以及溶血性贫血、间质性肾炎等Ⅱ、Ⅲ、Ⅳ型过敏反应。应强调青霉素皮试不是保证患者安全的唯一措施,详细询问药物过敏史、给药期间密切观察患者不良反应以及备有抢救设备与药物、做好充分抢救准备同等重要。

青霉素皮试阳性,提示患者发生过敏性休克等速发型过敏反应的可能达50%(33%~100%,无阴性对照情况下假阳性率更高),不宜使用青霉素类药物。但青霉素皮试仍有近半数为假阳性,且特异性IgE抗体可随时间衰减(半衰期10~1000天),发生速发型过敏反应者50%在5年内不再过敏,80%在10年内不再过敏,这些患者今后仍可重复青霉素皮试、评估能否应用青霉素类药物。既往青霉素皮试阳性患者,如无青霉素过敏反应临床表现,在过敏史中应表述为"曾青霉素皮试阳性",而不应表述为"青霉素过敏"。

七、今后的研究与改进

1. 应逐步推广在青霉素皮试时设置生理盐水阴性对照和组胺阳性对照,以提高预测准确率。

2. 我国应研制青霉噻唑-多赖氨酸、青霉噻唑盐和青霉吡唑酸盐并商业化,并在皮试液中加入这些成分,提高预测青霉素速发型过敏反应风险的敏感率。

3. 我国应调查、补充国人对各种半合成青霉素侧链过敏的发生率,评估皮试液中加入半合成青霉素的必要性。

4. 应学习其他国家,将青霉素皮试的操作、结果解释交由充分掌握药物过敏反应机制和诊治原则的专业人员进行。

5. 在国内原来研究基础上,探讨口服青霉素类药物免皮试,通过详细询问过敏史、密切观察保障安全用药。

第七讲 静脉输液与输血

第一部分 课前检测

1. 在调节输液速度时，一般成人应调至（   ）。
A. 20～30 滴/分　　　　　　　　B. 30～50 滴/分　　　　　　　C. 40～60 滴/分
D. 50～70 滴/分　　　　　　　　E. 60～80 滴/分

2. 输液时，液体滴入不畅，局部肿胀，检查无回血，此时应（   ）。
A. 改变针头位置　　　　　　　　　　　　　　B. 提高输液瓶
C. 用手挤压橡胶管，使针头通畅　　　　　　D. 局部热敷
E. 更换针头重新穿刺

3. 患者输液后，出现畏寒、寒战、测体温 38 ℃，其首选护理措施是（   ）。
A. 减慢输液速度　　　　　　B. 给予端坐卧位　　　　　　C. 必要时四肢轮扎
D. 氧气吸入　　　　　　　　E. 立即给予激素治疗

4. 患者，男，60 岁，在输液的过程中发生了急性肺水肿，其典型症状是（   ）。
A. 发绀、胸闷　　　　　　　B. 心悸、烦躁不安　　　　　　C. 胸痛、咳嗽
D. 呼吸困难，咳粉红色泡沫痰　　E. 面色苍白、血压下降

5. 从静脉注射部位沿静脉走向出现条索状红线、肿痛等症状时宜（   ）。
A. 适当活动患肢　　　　　　　　　　　　　　B. 降低患肢并用硫酸镁湿敷
C. 抬高患肢并用硫酸镁湿敷　　　　　　　　　D. 生理盐水热敷
E. 70％酒精湿热敷

6. 输液时，患者诉胸部不适，随即发生呼吸困难、严重发绀、心前区听诊闻及响亮持续的"水泡声"，该患者可能发生了（   ）。
A. 发热反应　　B. 右心衰竭　　C. 过敏反应　　D. 急性肺水肿　　E. 空气栓塞

7. 静脉输液发生空气栓塞应立即让患者采取的卧位是（   ）。
A. 去枕仰卧位　　　　　　　　B. 俯卧位　　　　　　　　C. 头低足高左侧卧位
D. 头高足低右侧卧位　　　　　E. 半坐卧位

8. 直接输血法时，每 100 mL 血中加入 3.8％枸橼酸钠溶液（   ）。
A. 5 mL　　　　B. 10 mL　　　　C. 15 mL　　　　D. 20 mL　　　　E. 25 mL

9. 发热反应多在输血中或输血后多长时间内发生(　　)。

A. 数分钟～1 小时　　　　　B. 1～2 小时　　　　　　　C. 2～3 小时

D. 3～4 小时　　　　　　　E. 4～5 小时

10. 发生溶血反应时,护士首先应(　　)。

A. 停止输血,保留余血　　　　　　　　B. 通知医生和家属,安慰患者

C. 热敷腰部,静脉注射碳酸氢钠　　　　D. 控制感染,纠正水电解质紊乱

E. 监测患者生命体征

课前检测参考答案:1. C;2. E;3. A;4. D;5. C;6. E;7. C;8. B;9. A;10. A。

第二部分　翻 转 内 容

一、静脉输液

【小组任务　小组汇报 1】过度输液的危害。

要点提示:过度输液的概述,过度输液的现状与危害,举例说明哪些医院已经开始采取了哪些措施来改善过度输液的现状。

【个人任务　问与答】外伤导致血管破裂后,会有气体进入血管吗,为什么?

参考答案:不会有气体进入血管,因为人体的静脉压大于大气压,这样会把血管内的血液挤出血管外,即流血。

【个人任务　问与答】在临床上进行密闭式静脉输液过程中,液体输完后没有及时排除,会有空气进入血管吗?

参考答案:不会有空气进入血管。当液体快输完时,液体的液面会降低,当液体静压与大气压之和等于或小于人体静脉压时,液体就不能再进入体内了,同时输液管内会有回血,不会有空气进入血管内。

【个人任务　问与答】静脉输液时,在什么情况下会有气体进入人体呢?

参考答案:以下情况,可能会有气体进入人体。①输液管连接不紧。②有裂隙或输液管内空气未排尽。③加压输液、输血时未及时更换液体或拔针等。④在拔出较粗的、近胸腔的深静脉导管后,穿刺点封闭不严密。

【个人任务　问与答】气体进入人体后会造成什么危害呢?

参考答案:少量的气体进入人体后可自行吸收,大量的气体进入人体后会导致空气栓塞。

【个人任务　问与答】空气进入人体后是如何导致空气栓塞的呢?

参考答案:进入静脉的空气,随血液进入右心房,再进入右心室,少量的空气进入右心室后被压入肺动脉,并分散到肺小动脉内,最后经毛细血管吸收,对机体损害较小。但当进入静脉的空气量大时,空气进入右心室后阻塞在肺动脉入口,使右心室的血液不能进入肺动脉,不能

在肺内进行气体交换,从而引起机体的严重缺氧甚至死亡。

【个人任务　问与答】发生空气栓塞后患者会出现哪些临床表现?

参考答案:患者感到胸部异常不适或有胸骨后疼痛,随之出现呼吸困难和严重发绀,有濒死感,听诊心前区可闻及响亮、持续的"水泡声",心电图出现心肌缺血和急性肺心病的改变。

【个人任务　问与答】如何预防空气栓塞的发生呢?

参考答案:空气栓塞的预防如下。①输液前认真检查输液器的质量、排净输液管内的空气。②各导管连接紧密,输液中加强巡视,及时添加药物或更换输液瓶。③输液完毕及时拔针,加压输液或输血时应专人守护。④较粗、近胸腔的深静脉导管拔针后,必须立即严密封闭穿刺点,防止空气进入静脉导致空气栓塞。

【个人任务　问与答】患者发生空气栓塞后如何护理?

参考答案:空气栓塞后的护理如下。①立即停止输液,通知医生,配合抢救。②为患者安置左侧卧位并保持头低足高位。③高流量氧气吸入,有条件时可使用中心静脉导管抽出空气。④严密观察患者的病情变化,如有异常及时处理。

【个人任务　问与答】为什么在护理空气栓塞患者时要为患者采取头低足高左侧卧位?

参考答案:因为头低足高左侧卧位有助于气体浮向右心室尖部,避开肺动脉入口,随着心脏的舒缩,空气被血液打成泡沫,可分次小量进入肺动脉,最后逐渐被吸收,从而减轻对患者的危害。

【小组任务　小组讨论1】

患者,高某,男,70岁,因大量呕血、黑便入院,诊断为"消化道大出血、失血性休克",予两路静脉通路补液、配输血2000 mL、吸氧、止血、制酸、心电监护等处理后,患者病情无好转,HR 120次/分,BP 60/40 mmHg,医嘱予加压输血。黄护士一个人值班,立即用注射器向血袋内注入空气为患者加压输血。此时,8床患者因肝性脑病出现了烦躁不安、胡言乱语,医嘱予保留灌肠,黄护士立即去为8床患者灌肠,待灌肠回来,发现患者高某加压输血已输完,输血器内全是空气。患者主诉胸骨后疼痛、呼吸困难,立即夹闭输血器开关,将患者取左侧卧位,报告医生进行抢救,最后患者转危为安。

请问:导致此事件发生的原因有哪些?针对此事件可以给予哪些纠正措施?

参考答案:

1. 事件原因分析:

(1) 直接原因:为患者加压输血时,护士离开未在患者旁守护,空气进入患者静脉内导致空气栓塞。

(2) 加压输血操作流程不规范或执行不力。

(3) 科室未对护理操作风险程度进行分类,导致护士不知道加压输血是一项高危操作,风险意识欠缺,所以才会在加压输血操作未结束的情况下去为另一位患者保留灌肠,且对保留灌肠操作所需的时间估计不足,致使加压输血结束后未及时发现,导致空气栓塞。

(4) 护理人力资源可能存在不足。下夜班只有一名护士值班,未安排备班或机动的人力资源。科室人力资源应急预案制定不完善或执行不力。加压输血需要专人守护,而科室还有其他的危重患者需要护理,该科室下夜班只有一名护士上班,科室制定人力资源应急预案可能未考虑到加压输血这种特殊情况,或者护士未执行科室人力资源应急预案,未通知备班或机动的人力资源增援。

（5）医护沟通不良。在加压输血操作尚未结束的情况下，护士离开患者去护理其他患者，未与值班医生沟通交接，寻求医生的帮助。而值班医生明知道只有一名护士值班，值班护士在为患者加压输血时不能离开，也未主动与护士沟通，给予帮助。

（6）护理人员缺乏临床输血安全相关知识，可能与培训不足有关。护士不知道加压输血操作的风险；在危重患者病情变化多，护理量大的情况下，不知道通知备班或机动的人力资源增援；对于加压输血操作的流程不熟悉。

2. 纠正措施：

（1）检查科室加压输血操作流程是否完善，如规范不健全，迅速修改完善，并执行；如相关制度明确，护士未按制度执行，则追究个人责任，如未制定加压输血操作流程，则应追究科室管理者的责任。

（2）对科室护理操作的风险程度进行分类，并制定相应的处理措施，高危操作悬挂红色标识警示，对全体护理人员进行有效培训，使之在临床护理工作中严格执行。

（3）检查科室人力资源应急预案是否完善，如科室护理人力严重不足，应争取医院领导支持，尽快合理增加护理人员，以保障护理安全和护理质量。

（4）着重培训护理人员安全输血相关知识、沟通技巧及工作方法，经考核合格后方能上岗。

（5）需要加压输血时，使用加压输血袋，压力作用于血袋外面，输血完毕不会出现大量空气经输血器进入静脉的空气栓塞情况。

【个人任务　问与答】常见的输液反应除了空气栓塞外，还有哪些？

参考答案：常见的输液反应有发热反应、循环负荷过重反应、静脉炎，其中发热反应是最常见的输液反应，而空气栓塞是最严重的输液反应。

【个人任务　课间检测】

案例1：胡文，男，83岁，诊断为高血压。输液前体温正常，输液30分钟后出现发冷、寒战，测腋温40.6 ℃。请问：该患者可能出现了什么情况？

参考答案：发热反应。

【个人任务　问与答】静脉输液后发生发热反应，患者会出现哪些临床表现？

参考答案：发热反应多发生于输液后数分钟至1小时。患者表现为发冷、寒战、发热。轻者体温达38 ℃左右，停止输液后数小时之内可自行恢复正常；严重者起初寒战，继至高热，体温可达40 ℃以上，并伴有头痛、恶心、呕吐、脉速等全身症状。

【个人任务　问与答】静脉输液后发生发热反应的原因是什么？

参考答案：原因是输入了致热物质。致热物质的来源主要有三个方面。①用物在生产过程中环境不符合要求。②在保存过程中保存环境不当，超过有效期，包装破损。③在配药输液过程中，未能严格执行无菌操作，配液加药时污染，安瓿的切割与消毒不当；加药针头穿刺瓶塞的污染；加药注射器的污染，环境空气的污染，联合用药过多及药物配伍不当等。

【个人任务　问与答】如何预防静脉输液时发热反应的发生？

参考答案：在生产过程中严格遵守无菌操作原则，严格按要求保管药物，在配药输液过程中，加强责任心，严把药物器具关，应用现代理论，把好药液配制关，严格执行消毒制度，合理用药,注意配伍禁忌。

【个人任务　问与答】静脉输液时发生了发热反应应该如何处理?

参考答案:处理措施如下。①发热反应轻者:立即减慢滴速或停止输液,及时通知医生进行处理。②发热反应重者:立即停止输液,更换一套输液器,把剩余溶液和更换下来的输液器保留在清洁的塑料袋内,必要时进行检测,查找引起发热反应的原因。③对症处理,密切观察生命体征及病情变化。如高热者给予物理降温,必要时遵医嘱给予抗过敏药物或激素治疗。

【个人任务　课间检测】

案例2:李民,男,60岁。因前列腺肥大行外科手术,于下午2:00安全返回病房,并开始输5%葡萄糖溶液500 mL,2:40已快输完,此时患者突然呼吸困难、端坐呼吸、气促咳嗽、面色苍白、出冷汗、心前区有压迫感,咯粉红色泡沫样痰,两肺可闻及湿啰音。请问:该患者出现了什么情况?

参考答案:急性肺水肿。

【个人任务　问与答】静脉输液时发生急性肺水肿,患者会出现哪些临床表现?

参考答案:患者突然出现呼吸困难、胸闷、咳嗽、咯粉红色泡沫痰,严重时痰液可从口、鼻腔涌出。两肺布满湿啰音,心率快且节律不齐。

【个人任务　问与答】案例2中的患者出现急性肺水肿的主要原因是什么?

参考答案:病例2中引起患者出现急性肺水肿的主要原因是输液过快,患者在40分钟内基本上快把500 mL液体输完了,而在临床中输完500 mL液体一般至少需要2个小时,说明患者的输液速度太快了,在短时间内输入大量的液体,循环血容量急剧增加可导致患者出现急性肺水肿。

【个人任务　问与答】静脉输液时如何预防急性肺水肿的发生?

参考答案:预防急性肺水肿发生的方法如下。①正确评估患者,严格控制输液速度。②加强巡视,及时发现问题并解决。查看滴速有无改变,查看患者在输液过程中的反应,发现问题及时处理。③做好解释宣教工作。尤其是对于一些心肺功能不好的患者,避免患者自行调节滴速,同时告诉患者在输液的过程中若感觉不适要及时通知医护人员,防止意外发生。

【个人任务　问与答】患者发生急性肺水肿后应该如何处理?

参考答案:急性肺水肿的处理方法如下。①立即停止输液,通知医生,进行紧急处理。②如果病情允许,可协助患者取端坐卧位,两腿下垂,以减少下肢静脉血液回流,减轻心脏负荷。③给予高流量氧气吸入,一般氧流量6~8 L/min,以提高肺泡内压力,减少肺泡内毛细血管渗透液的产生。同时湿化瓶内加20%~30%乙醇(酒精),以降低肺泡内泡沫表面的张力,使泡沫破裂消散,改善气体交换,减轻缺氧症状。④遵医嘱给予镇静剂、平喘、强心、利尿、扩血管药物,以稳定患者情绪,扩张周围血管,加速液体排出,减少回心血量,减轻心脏负荷。⑤必要时进行四肢轮扎。用橡胶止血带或血压计袖带适当加压四肢以阻断静脉血回流,但动脉血仍然可以通过。⑥静脉放血200~300 mL,使用时要慎重,贫血的患者禁止使用。⑦密切观察患者的生命体征、病情变化。⑧安慰患者,缓解其紧张情绪。⑨及时、准确、详细地做好记录。

【小组任务　小组讨论2】

患者,唐某,男,70岁,因车祸致左上肢离断入院,既往有"慢性支气管炎、慢性阻塞性肺气肿、肺心病、心功能Ⅲ级"病史。由于失血过多,医嘱予以配输血1500 mL,张护士立即用留置针为患者建立两条静脉通路补液,一条通路输注低分子右旋糖酐 500 mL,80 滴/分;另一条通路予双人床边核对后快速输血,100～120 滴/分,2 小时后,患者突然出现胸闷、气促、咳粉红色泡沫样痰,听诊双肺布满湿啰音,脉搏细速。报告医生,立即减慢输血及输液速度,按急性肺水肿进行抢救,患者病情转平稳。

请问:导致此事件发生的原因有哪些? 针对此事件可以给予哪些纠正措施?

参考答案:

1. 事件原因分析:

(1) 直接原因:输血及输液速度过快。

(2) 护士对患者的病情及大量输血后的反应评估不足。

(3) 护理人员岗位职责落实不到位,缺乏临床输血相关知识。护理人员未及时观察患者输血后有无不良反应,待到患者出现胸闷、气促、咳粉红色泡沫样痰等严重症状时才发现。

(4) 科室缺乏心功能差患者的输液输血指引。

2. 纠正措施:

(1) 帮助患者取半坐位,下肢下垂,以减少回心血量。

(2) 检查科室静脉输液输血操作流程是否完善,如规范不健全,迅速修改完善,并执行;如相关制度明确,护士未按制度执行,则追究个人的责任。

(3) 检查《临床输血技术规范》中"输血"制度落实情况,重点检查有无落实输血过程中根据病情和年龄调整输注速度,严密观察受血者有无输血不良反应。查找未落实的原因,如因科室管理不到位,应迅速采取配套管理措施;如因个人疏忽未落实,则需追究个人责任。

(4) 制定"心功能Ⅲ级及以上患者输液输血指引",规定心脏病患者快速输液输血时必须监测中心静脉压,对全体护理人员进行有效培训,使之在临床护理工作中严格执行。

(5) 对护理人员进行有效教育和培训,使他们了解并接受履行岗位职责的重要性;着重培训安全输血的相关知识、评判性思维,经考核合格后方能上岗。

【个人任务　课间检测】

案例 3:张军,男,53 岁,诊断为胃溃疡。患者在输液的过程中沿静脉走向出现条索状红线,局部组织发红、肿胀、灼热、疼痛。请问:该患者出现了什么情况?

参考答案:静脉炎。

【个人任务　问与答】发生静脉炎时,患者会出现哪些临床表现?

参考答案:沿静脉走向出现条索状红线,局部组织发红、肿胀、灼热、疼痛,有时伴有畏寒、发热等全身症状。

【个人任务　问与答】导致静脉炎发生的原因有哪些?

参考答案:静脉炎发生的原因如下。①在操作过程中无菌操作不规范导致局部静脉感染。②长期输入刺激性强的药物导致局部静脉壁发生化学炎症反应。③静脉置管时间过长。

【个人任务　问与答】如何预防静脉炎的发生?

参考答案:预防静脉炎发生的方法如下。①严格执行无菌操作技术。②对血管壁有刺激性的药物应稀释后再使用,同时减慢输液速度。③对于长期输液的患者应有计划地更换输液部位,从远心端到近心端穿刺以保护静脉。

【个人任务　问与答】发生静脉炎后如何护理患者?

参考答案:静脉炎的护理措施如下。①立即停止在此部位输液,并将患肢抬高、制动;患肢抬高可减轻局部水肿。②局部用50%硫酸镁或95%乙醇溶液湿热敷;每日2次,每次20分钟,达到消肿、止痛的作用。③超短波理疗,每日一次,每次15~20分钟。④中药外敷,可将如意金黄散加醋调成糊状,局部外敷,每日2次,可达到清热、止痛、消肿的作用。⑤如患者合并有感染,应根据医嘱给患者使用抗生素治疗。

二、输血反应

【小组任务　小组汇报2】输血事故给我们的启示。

要点提示:输血事故案例2个,案例发生的原因分析,如何避免案例中事故的发生,给予了哪些启示。

【个人任务　问与答】常见的输血反应有哪些?

参考答案:常见的输血反应有发热反应、过敏反应、溶血反应、与大量输血有关的反应(循环负荷过重、出血倾向、枸橼酸钠中毒反应)。

【个人任务　课间检测】

案例4:患者,男,20岁,因患右侧渗出性胸膜炎和缩窄性心包炎行心包剥脱术,术后遵医嘱输入2U的A型浓缩红细胞。当输入约5 mL时,患者出现全身颤抖、躁动、呼吸困难、SpO_2进行性下降至70%,随即患者胸腹部相继出现多个荨麻疹。请问该患者在输血的过程中发生了什么反应?

参考答案:过敏反应。

【个人任务　问与答】哪些原因可导致患者在输血时发生过敏反应?

参考答案:输血时发生过敏反应的原因如下。①患者是过敏体质,对某些物质易引起过敏。②输入血液中含致敏物质。③多次输血,多次输血患者体内可产生过敏性抗体,当再次输血时,抗原抗体相互作用可发生过敏反应。④供血者血液中的变态反应性抗体随血液传给受血者,一旦与相应的抗原接触,即可发生过敏反应。

【个人任务　问与答】患者在输血时出现过敏反应后会出现哪些临床表现?

参考答案:输血导致的过敏反应多发生在输血后期或输血将结束时,表现轻重不一,通常与症状出现的早晚有关系。症状出现越早,反应越严重。轻者出现皮肤瘙痒、局部或全身出现荨麻疹。中度反应时患者出现血管神经性水肿,多见于颜面部,表现为眼睑、口唇高度水肿。也可发生喉头水肿,表现为呼吸困难,两肺闻及哮鸣音。重者发生过敏性休克。

【个人任务　问与答】如何预防输血时过敏反应的发生?

参考答案:输血时预防过敏反应发生的方法如下。①严格筛查献血员,勿选用有过敏史的供血者。②供血者在采血前4小时内不吃高蛋白质和高脂肪食物,如牛奶、鱼、虾等易引起过敏的食物,宜用少量清淡饮食或糖水,以免血中含有过敏物质。③对有过敏史的患者,输血前半小时根据医嘱给予抗过敏药物。

【个人任务　问与答】输血时患者发生过敏反应后如何护理?

参考答案:输血时患者发生过敏反应后的护理措施如下。①轻度过敏反应,减慢输血速度,给予抗过敏药物,如苯海拉明、异丙嗪或地塞米松等,继续观察,用药后症状可缓解。②中、重度过敏反应,应立即停止输血,通知医生,根据医嘱给予0.1%肾上腺素0.5~1 mL皮下注射,或静脉滴注氢化可的松或地塞米松等抗过敏药物,并保留输血装置,以查明原因。③呼吸困难者给予吸氧,严重喉头水肿者行气管切开。④循环衰竭者应给予抗休克治疗。⑤严密监测生命体征的变化,观察患者的皮肤情况、面色、意识等。

【个人任务　课间检测】
案例 5:患者,李媛,女,30 岁,因工伤急诊入院,初步诊断为"双下肢开放性骨折、出血性休克"。体检:血压 70/50 mmHg,心率 120 次/分,神志清楚、表情淡漠、出冷汗、躁动。医嘱:立即输血 200 mL。当输入 15 mL 血液时,患者突然出现畏寒、颤抖、胸闷、腰背酸痛、四肢麻木等症状,请问该患者可能发生了哪种输血反应?

参考答案:溶血反应。

【个人任务　问与答】什么是溶血反应?
参考答案:溶血反应是受血者或供血者的红细胞发生异常破坏或溶解而引起的一系列临床症状。溶血反应是最严重的输血反应,可分为急性溶血反应和迟发性溶血反应。

【个人任务　问与答】发生急性溶血反应的原因有哪些?
参考答案:发生急性溶血反应的原因如下。①输入了异型血,供血者和受血者的血型不符而造成血管内溶血向血管外溶血的演变;反应发生快,一般输入 10~15 mL 血液即可出现症状,后果严重。②输入了变质血液,输血前红细胞已经被破坏溶解,如血液储存过久、保存温度过高,输血前将血加热或震荡过剧,血液受细菌污染均可造成溶血。③血中加入高渗或低渗溶液或能影响血液 pH 值的药物,致使红细胞大量破坏。

【个人任务　问与答】什么是"熊猫血"?
参考答案:"熊猫血"是 Rh 阴性血型的俗称。Rh 阴性血比较罕见,是非常稀有的血液种类,其中 AB 型 Rh 阴性血更加罕见。

【个人任务　问与答】急性溶血反应发生后患者会出现哪些临床表现?
参考答案:血管内溶血反应的症状轻重不一,轻者与发热反应相似,重者在输入 10~15 mL 血液即可出现症状。通常可将溶血反应的临床表现分为以下三个阶段。

第一阶段:受血者血清中的凝集素与输入血中红细胞表面的凝集原发生凝集反应,使红细胞凝集成团,阻塞部分小血管,患者出现头部胀痛、面部潮红、恶心、呕吐,心前区压迫感、四肢麻木、腰背部剧烈疼痛等反应。

第二阶段:凝集的红细胞发生溶解,大量血红蛋白释放到血浆中,可出现黄疸和血红蛋白尿。同时伴有寒战、高热、呼吸困难、发绀和血压下降等症状。

第三阶段:大量血红蛋白从血浆中进入肾小管,遇酸性物质后形成结晶,阻塞肾小管;同时,由于抗原抗体的相互作用,又可引起肾小管内皮细胞缺血、缺氧而坏死脱落,进一步加重肾小管阻塞,导致急性肾衰竭,患者出现少尿或无尿、管型尿和蛋白尿、高钾血症、酸中毒等症状,严重者可致死亡。

【个人任务　问与答】输血时如何预防急性溶血反应的发生?
参考答案:输血时预防急性溶血反应发生的措施如下。①认真做好血型鉴定和交叉配血试验。②输血前仔细查对,做好"三查八对",杜绝差错事故的发生。③严格遵守血液保存规则,不可使用变质血液。

【个人任务　问与答】发生溶血反应后应该如何护理?

参考答案:溶血反应的护理措施如下。①立即停止输血,并通知医生,保留余血,采集患者的血标本重做血型鉴定和交叉配血试验。把输血器及血液制品更换下来,同时连接输液器,以生理盐水保持静脉通路通畅,将输血器械、剩余血液及从另一只手臂采集的血样(一份抗凝,一份不抗凝)送血库和检验部门,核查交叉配血及血型。②给予氧气吸入。建立静脉输液通道,遵医嘱给予升压药和其他药物治疗,如肾上腺素、多巴胺等。③双侧腰部封闭,并用热水袋热敷双侧肾区,解除肾小管痉挛,保护肾脏。④静脉注射碳酸氢钠碱化尿液,增加血红蛋白在尿液中的溶解度,减少沉淀,防止血红蛋白结晶阻塞肾小管。⑤严密观察生命体征和尿量,插入导尿管,监测每小时尿量,并做好记录,对少尿、尿闭者,按急性肾衰竭处理,即给予腹膜透析或血液透析治疗。⑥若出现休克症状,应立即抗休克治疗。⑦心理护理,安慰患者,消除其紧张、恐惧心理。

【个人任务　问与答】迟发性溶血反应发生的原因及临床表现有哪些?

参考答案:迟发性溶血反应(血管外溶血)多由 Rh 系统内的抗体(抗-D、抗-C 和抗-E)所造成,绝大多数是由 D 抗原与其相应抗体相互作用发生抗原抗体免疫反应所致。Rh 阴性患者首次输入 Rh 阳性血液时不发生溶血反应,但输血 2~3 周后体内即产生抗 Rh 因子的抗体。如再次接受 Rh 阳性的血液,即可发生溶血反应。Rh 因子不合所引起的溶血反应较少见,且发生缓慢,在输血后几小时或几天后才发生,症状较轻,有轻度发热伴乏力、血胆红素升高等。对此种患者应查明原因,确诊后,尽量避免再次输血。

【小组任务　小组讨论3】

患者,肖某,女,25 岁,因产后大出血入院,查 Hb 65 g/L,医嘱予急配输血 2000 mL,孔护士取回血后,与沈护士一起到患者床边双人核对后快速输上第一袋血(200 mL),100~200 滴/分。考虑到患者出血量大、末梢循环差、输血量大、天气冷,孔护士就将其他未输的血袋放至水盆内用电炉加热后再输注,因电炉无法恒温,致水温过热。由于输注速度快,续接其他血袋时,孔护士就未再找其他护士再核对,孔护士自己也未发现血袋异常。4 小时后,患者出现高热、寒战,主诉四肢麻木、腰背酸痛,排酱油样尿,考虑患者出现了急性溶血反应,查患者已输了 1500 mL 血液。予立即停止输血,更换一次性输血器并换上生理盐水,立即通知医生和护士长,给予相应的抢救处理,最终抢救无效,患者死亡。

请问:导致此事件发生的原因有哪些?针对此事件可以给予哪些纠正措施?

参考答案:

1. 事件原因分析:

(1)直接原因:护士用电炉加热血袋致血液变质,给患者输入变质的血液导致患者出现急性溶血反应而死亡。

(2)科室制定的温血操作流程不规范或执行不力。

(3)未严格执行输血核对制度。除了输第一袋血外,其他血袋输注前未由两名医护人员核对交叉配血报告单及血袋标签上各项内容,未检查血袋有无破损渗漏,血液颜色是否正常;输血时,未由两名医护人员带病历共同到患者床旁核对患者姓名等信息,未再次核对血液质量;输血后无再次核对。

(4)护理人员岗位职责落实不到位。未经常巡视患者,未能及时观察记录患者的病情变化。

(5)护士缺乏临床输血相关知识,培训不足。护士使用水盆电炉温血,温血作业不规范;

静脉输血操作流程执行不力；未严格执行输血核对制度，不知道检查血液的质量；不知道及时观察输血后患者的反应，反映出护理人员缺乏临床输血的相关知识。

(6)科室使用的温血设备不规范，可能缺乏温血机。从护士使用水盆用电炉加热来进行温血反映出该科室使用的温血设备不规范，可能无温血机。

2.纠正措施：

(1)迅速报告医务科、护理部，组织相关部门做好患者家属的安抚工作。

(2)按照《静脉输血技术规范》第三十三条保存血袋、一次性输血器、输血申请单等用物，配合有关部门核对检查工作。

(3)组织相关部门对全院正在使用的温血设备进行全面检查，如无配备温血机而又需要温血，则立即购买温血机；如有温血机而不使用温血机温血，则追究个人责任。

(4)制定血袋温血作业规范，明确需温血后再输血患者的适应证，规范温血的时间、温度、完善温血操作流程，并组织讨论，严格执行。

(5)检查《临床输血技术规范》中"输血"制度落实情况，重点检查有无落实输血前由两名医护人员检查血液颜色是否正常；输血过程中严密观察受血者有无输血不良反应。查找未落实的原因，如因科室管理不到位，应迅速配套管理措施；如因个人疏忽未落实，则需追究个人责任。

(6)对护理人员进行有效教育和培训，使他们了解并接受严格执行规章制度和履行岗位职责的重要性；着重培训核心制度与输血安全知识。

三、与大量输血有关的反应

【个人任务 问与答】大量输血指输血量超过多少？

参考答案：大量输血一般是指在24小时内紧急输血量相当于或大于患者总血容量。

【个人任务 问与答】大量输血后出现出血倾向的原因是什么？

参考答案：大量输血时输入了大量的库存血，由于库存血中的血小板破坏较多，使凝血因子减少而引起出血。

【个人任务 问与答】大量输血后出现出血倾向时患者会出现哪些临床表现？

参考答案：出血倾向的临床表现有患者的皮肤、黏膜出现淤斑，穿刺部位大块淤血或手术伤口渗血。

【个人任务 问与答】患者发生出血倾向后的护理措施有哪些？

参考答案：短时间内输入大量库存血时，应密切观察患者的意识、血压、脉搏等变化，注意皮肤、黏膜或手术伤口有无出血。严格掌握输血量，每输库存血3～5个单位，应补充1个单位的新鲜血，根据凝血因子缺乏情况补充有关成分。

【个人任务 问与答】大量输血后导致枸橼酸钠中毒的原因是什么？

参考答案：血液保养液中含有枸橼酸钠，正常输血时不会引起枸橼酸钠中毒，但是在短时间内大量输入库存血时，大量枸橼酸钠进入体内，如患者肝功能受损时，枸橼酸钠不能完全氧化和排出，而与血中的游离钙结合使血钙浓度下降，可导致凝血功能障碍、毛细血管张力降低、血管收缩不良和心肌收缩无力等。

【个人任务 问与答】大量输血后导致枸橼酸钠中毒后的临床表现是什么？

参考答案:患者出现手足抽搐,血压下降、心率缓慢。心电图出现 Q-T 间期延长,甚至心跳骤停。

【个人任务 问与答】患者发生枸橼酸钠中毒后的护理措施有哪些?

参考答案:严密观察患者的反应,每输入库存血 1000 mL,须按医嘱静脉注射 10% 葡萄糖酸钙或氯化钙 10 mL,以补充钙离子,预防发生低血钙。

【小组任务 小组讨论 4】

患者,刘某,男,27 岁,因车祸致腹部外伤急诊入院,立即送手术室行"脾切除术",医嘱予配输血 3000 mL,术中输血 2800 mL,患者出现手足抽搐、肌肉震颤、手术野渗血增多、血压持续下降,心率 50 次/分。考虑枸橼酸盐中毒。

请问:导致此事件发生的原因有哪些? 针对此事件可以给予哪些纠正措施?

参考答案:

1. 事件原因分析:

(1) 直接原因:患者术中大量快速输血后出现枸橼酸盐中毒。

(2) 医生、护士对大量输血引起的不良反应评估不足。

(3) 紧急情况下大量输血管理流程制定不规范或执行不力。

(4) 医护人员缺乏临床输血相关知识,培训不足。

(5) 护理人员岗位职责落实不到位。护理人员未及时观察患者输血后有无不良反应,到患者出现手足抽搐、血压和心率下降等严重症状时才发现。

2. 纠正措施:

(1) 马上报告医生,立即减慢输血速度,在另一侧肢体静脉注射 10% 葡萄糖溶液 30 mL加 10% 葡萄糖酸钙 30 mL,缓慢推注,严密观察患者的心电图变化及病情变化。

(2) 检查手术室紧急情况下大量输血管理流程是否完善,如缺乏大量输血需静注葡萄糖酸钙或氯化钙处理,则迅速修改完善,并组织讨论,经上级审定后严格执行;如流程完善,则需追究个人责任。

(3) 对护理人员进行有效教育和培训,使他们了解并接受严格执行规章制度和履行岗位职责的重要性;着重培训核心制度岗位职责和输血相关知识。

(4) 向医务科报告,建议医务科对医生进行培训,重点培训各级医生的岗位职责、核心制度及输血相关知识,并督促他们在临床工作中落实,不定期进行抽查。

【个人任务 问与答】与输血有关的反应还有哪些?

参考答案:其他输血反应包括空气栓塞,发热反应,体温过低,传染各种疾病(如病毒性肝炎、疟疾、艾滋病等)。

【个人任务 问与答】如何避免各种输血反应的发生?

参考答案:避免输血反应发生的方法如下。严格把握采血、储血和输血操作的各个环节,是预防输血反应的关键。在临床护理工作中需要做好输血前的准备和输血过程的管理。

【个人任务 问与答】为患者输血前,如何做好输血前的准备?

参考答案:输血前的准备内容包括知情同意—备血—取血—核对—评估。①知情同意:输血前,应先取得患者的理解并征求患者的同意,签署知情同意书。②备血:根据医嘱认真填写输血申请单,并抽取患者静脉血标本 2 mL。将血标本和输血申请单一起送血库,做血型鉴定和交叉配血试验。采血时禁止同时采集两个患者的血标本,以免发生混淆。③取血:根据输血医嘱,护士凭取血单到血库取血,并和血库人员共同认真做好"三查八对"。核对完毕,确定血液没有过期,血袋完整无破漏或裂缝,血液分为明显的两层(上层为浅黄色的血浆,下层为暗红色的红细胞,两种边界清楚,无红细胞溶解),血液无变色、混浊,无血凝块、气泡或其他异常物质,护士在交叉配血实验单上签字后方可提血。④输血前双人核对:确定无误并检查血液无凝块后方可输血。⑤评估:患者的病情、治疗情况,血型、输血史、过敏史,心理状态及对输血相关知识的了解程度,穿刺部位情况。

【个人任务　问与答】输血时应做好"三查八对",具体指什么内容?

参考答案:"三查"即查血液的有效期、血液的质量以及血液的包装是否完好;"八对"即对患者床号、姓名、住院号、血袋(瓶)号(储血号)、血型、交叉配血试验的结果、血液的种类、血量。

【个人任务　问与答】护士在取血时,哪些情况不能将血液取出?

参考答案:凡血袋有下列情形,一律不能取出。①血袋标签模糊不清。②血袋破裂漏血。③未摇动时血浆层与红细胞的界面不清。④血浆中有明显气泡。⑤血浆呈暗灰色或乳糜色。⑥血细胞呈暗紫色。⑦血液中有明显凝块。⑧血液保存时间过长、过期等。

【个人任务　问与答】护士在取血后应注意哪些事项?

参考答案:取血后注意事项如下。血液从血库取出后,勿剧烈震荡,以免红细胞大量破坏而引起溶血;库存血不能加温,以免血浆蛋白凝固变性而导致输血反应;取回的血制品在室温下放置15~20分钟后再输入,一般应在4小时内输完。

【个人任务　问与答】各种血制品应在多长时间内输注完?

参考答案:为保证输血的疗效,血制品应在规定时间内输完。如全血或红细胞,应该在离开冰箱后30分钟内开始输注,一袋血要在4小时内输注完毕,室内温度过高要适当缩短时间。血小板收到后尽快输注,每袋血小板要在20分钟内输完。新鲜冰冻血浆和冷沉淀融化后要尽快输注,要以患者可以耐受的较快速度输注。一般200 mL血浆在20分钟内输完,一单位冷沉淀在10分钟之内输完。

【个人任务　按图7-1思考】输血时需要注意什么?

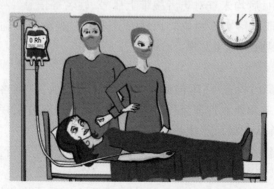

图7-1　输血图

参考答案:帮助患者取舒适卧位、双人核对,三查八对,保证血液的质量完好,无菌操作,先输入少量生理盐水再输入血液,专人看护,床边严密观察病情,注意输血的速度并在规定的时间内输完。

【个人任务 问与答】为患者输血时还需要注意哪些内容？

参考答案：输血时应注意以下几点。①先输少量生理盐水。②开始15分钟速度不超过20 gtt/min。③两袋之间须输入少量生理盐水。④输血结束时，再输入少量生理盐水。⑤血袋内不得加入溶液和药物。⑥血液从血库取出后应在半小时内输入。⑦血制品应在规定的时间内输完。⑧输完的血袋送回输血科保留24小时，以备患者在输血后发生输血反应时检查分析原因。

【小组任务 小组讨论5】

患者，陈某，女，42岁，11：00行"宫颈癌根治术、淋巴结清扫术"。在手术过程中，因失血过多，需要输血，于是手术室巡回护士给她输上了200 mL的血浆。但是就在当日下午13：50，手术即将结束之际，陈某突然出现了血尿迹象。原来，取血人员未拿取血单去取血，将隔壁手术间患者配的血取回，巡回护士以为是陈某的血，直接给输上了。导致原本是"O+"型血的陈某，被错输入了异型"AB+"型血200 mL，出现急性溶血反应。经医院全力救治，患者脱离危险。

请问：导致此事件发生的原因有哪些？针对此事件可以给予哪些纠正措施？

参考答案：

1. 事件原因分析：

（1）直接原因：巡回护士未查对血袋直接给患者输上，导致输错血，患者出现急性溶血反应。

（2）取血人员未拿取血单取血。

（3）发血与取血管理流程制定不规范或执行不足。

（4）取血与发血的双方未执行发血查对制度。取血人员未与输血科发血人员凭输血申请单查对患者床号、姓名、血型及交叉配血结果等信息，违反《临床输血技术规范》中"发血"的规定。

（5）未严格执行输血三查八对制度。取血人员取回血后未与巡回护士交接核对输血申请单及血袋标签上信息；输血前未由两名医护人员核对交叉配血报告单及血袋标签上各项内容；输血时，未由两名医护人员带病历共同核对患者姓名等信息；输血后无再次核对患者姓名等信息。执行输血操作前、中、后均未查对患者腕带上床号、姓名等信息。

（6）护理人员岗位职责落实不到位。护理人员未及时观察患者输血后有无不良反应，到手术即将结束，患者出现血尿时才发现。

2. 纠正措施：

（1）迅速组织相关部门检查《临床输血技术规范》中"发血"制度落实情况，完善取血与发血的双方交接输血申请单和取血管理流程，设立提醒警示牌"双方交接输血申请单和血样/取血时，必须逐项核对"，确认无误后才能将血发出。

（2）检查手术室紧急情况下输血管理流程是否完善，如流程不完善，迅速修改完善，并组织讨论，经上级审定后严格执行；如流程完善，则需追究个人责任。

（3）对巡回护士进行有效教育和培训，使他们了解并接受严格执行规章制度和履行岗位职责的重要性；着重培训输血核对制度、三查八对制度及巡回护士岗位职责。

（4）制作提醒警示牌："输血时请严格执行双人床边核对"，在护士为患者输血时悬挂。

四、常见输液故障

【个人任务　问与答】临床输液过程中常见的液体不滴原因有哪些,如何判断与处理呢?

参考答案:输液时常见的液体不滴原因如下。①针头滑出血管外:液体注入皮下组织,可见局部肿胀并有疼痛。处理:将针头拔出,另选血管重新穿刺。②针头斜面紧贴血管壁:妨碍液体顺利滴入血管。处理:调整针头位置或适当变换肢体位置,直到点滴通畅为止。③针头阻塞:一手捏住滴管下端输液管,另一手轻轻挤压靠近针头端的输液管,若感觉有阻力,松手又无回血,则表示针头可能已阻塞。处理:更换针头,重新选择静脉穿刺。切忌强行挤压导管或用溶液冲注针头,以免凝血进入静脉造成栓塞。④压力过低:由于输液瓶位置过低或患者肢体抬举过高或患者周围循环不良所致。处理:适当抬高输液瓶或放低肢体位置。⑤静脉痉挛:由于穿刺肢体暴露在冷的环境中时间过久或输入的液体温度过低所致。处理:局部进行热敷以缓解痉挛。

【个人任务　学生演示 1】茂菲滴管内液面过高的处理。

参考答案:将输液瓶(袋)从输液架上取下,倾斜液体面,使输液管插入瓶(袋)内的针头露出液面上。必要时,可用手挤压输液管上端,瓶(袋)内空气即进入输液管内,使液体缓缓流下,直至露出液面,再挂于输液架上,继续进行输液。

【个人任务　学生演示 2】茂菲滴管内液面过低的处理。

参考答案:可用左手捏紧茂菲滴管下端的输液管,右手轻轻挤压茂菲滴管上端的输液管,待液体进入茂菲滴管内后,松开左手即可。

【个人任务　学生演示 3】茂菲滴管内液面自行下降的处理。

参考答案:在输液的过程中,若滴管内液面自行下降,应检查滴管上端输液管与滴管的衔接有无松动,滴管是否漏气或裂隙,头皮针与输液器是否脱开,必要时更换输液器。

【小组任务　小组作业】

患者,李某,男,40 岁。因"先天性心脏病三尖瓣畸形",拟手术治疗收入院,予完善术前检查后,在全身麻醉下行"上腔静脉远端与右肺动脉吻合术"。早上 7:30,手术室接手术患者时,夜班护士正在处理病房一位房颤急性发作的患者,在接手术人员的催促下,当班护士所带实习护士在无带教老师指导下,根据医嘱独立进行操作,在患者左侧臀部注射了阿托品 0.5 mg、吗啡 4 mg,注射时患者突然叫喊,诉说左腿像被通了电,实习护生说患者太夸张了,注射时出现疼痛是正常的。注射结束后实习护生在医嘱栏内签字,带教老师也进行了冠签。事后实习护生告知带教老师,在注射时患者的主诉与表现。带教老师笑着说患者平日就是如此,比较敏感、娇气,不必太在意,术后患者心脏功能恢复良好,术后第七天医生嘱患者下床活动。但患者诉左小腿活动无力,左小腿后外侧和足部感觉麻木。但医护人员均未予重视。出院后,患者左下肢功能未见好转。3 个月后,经上级医院检查发现患者左膝关节不能屈、左踝关节与足趾运动功能完全丧失。膝关节呈伸直状态,行走时呈跨越步态。诊断:①左侧坐骨神经损伤;②左侧臀大肌挛缩。

请问:导致此事件发生的原因有哪些? 针对此事件可以给予哪些纠正措施?

参考答案:

1. 事件原因分析:

(1) 直接原因:实习护生肌内注射定位不准确,致坐骨神经损伤。

（2）实习护生未经执业注册，未取得护士执业证书，应在带教老师指导下进行护理操作。

（3）带教老师未履行带教职责。

（4）对实习护生反映的情况带教老师未引起足够重视，未及时追踪。

（5）医生、护士均未重视患者的主诉，使神经损伤的治疗丧失了最佳的治疗时间。

2. 纠正措施：

（1）立即对全院各科室的实习护生带教情况、带教老师的带教情况进行检查。对检查中存在的问题及时进行整改。对于职责不完善所致的问题立即修改完善职责。对因个人岗位职责落实不到位所致问题向当事人提出，要求当事人改正。通知各科室护士长、护士重视带教工作，在带教老师不在场的情况下，实习护生不得独立从事护士工作。

（2）要求各带教老师对全体实习护生进行基础的护理操作培训。培训后进行考核，要求基础技能操作人人过关。

（3）确立首问负责制，要求所有的医护人员重视患者的主诉，并针对主诉进行查体及相关检查，避免同类事件发生。

第三部分　课堂检测

1. 输液过程中发现针头阻塞的处理方法是（　　）。

A. 抬高输液瓶，增加压力　　　　　　　B. 用手挤压胶管使针头通畅

C. 更换针头另选血管重新穿刺　　　　　D. 调整针头位置

E. 用注射器抽取药液后冲通针头

2. 不宜快速大量输液的疾病是（　　）。

A. 急性胃肠炎　　　　　B. 直肠癌　　　　　C. 糖尿病

D. 高血压心脏病　　　　E. 休克

3. 患者男性，65岁，因慢性阻塞性肺气肿而住院治疗。在输液过程中患者突然出现胸闷，咳嗽，咳粉红色泡沫样痰，听诊两肺布满湿啰音，心率快且节律不齐。护士立即为患者吸氧，吸氧时采用20%～30%乙醇湿化，其目的是（　　）。

A. 降低肺泡表面张力　　　　B. 消毒吸入的氧气　　　　C. 使患者呼吸道湿润

D. 使痰液湿薄，易咳出　　　E. 降低肺泡内泡沫表面张力

4. 静脉输液导致发热反应的临床表现包括（多选）（　　）。

A. 在输液后数分钟至1小时，患者出现发冷和寒战

B. 严重者可表现为初起寒战，继之高热

C. 高热者可伴有头痛、恶心、呕吐等症状

D. 穿刺部位出现红肿

E. 穿刺部位出现疼痛

5. 大量输入库存血后容易出现（　　）。

A. 碱中毒和低血钾　　　　B. 碱中毒和高血钾　　　　C. 酸中毒和低血钾

D. 酸中毒和高血钾　　　　　　E. 高血钠和低血钾

6. 在输血前应进行血型鉴定和交叉配血试验的血液制品有(　　)。

A. 白蛋白制剂　B. 血浆　　　　C. 代血浆　　　　D. 自体血　　　　E. 红细胞混悬液

7. 在溶血反应中,当凝集的红细胞溶解,大量的血红蛋白进入血浆中时所出现的典型症状是(　　)。

A. 胸闷、呼吸急促　　　　　　B. 腰背部剧痛、四肢麻木　　　　C. 黄疸、血红蛋白尿

D. 少尿或无尿　　　　　　　　E. 寒战、发热

8. 在抢救发生溶血反应的患者时,为增加血红蛋白在尿中溶解度,减少沉积,避免肾小管阻塞,可用的药物是(　　)。

A. 枸橼酸钠　　　　　　　　　B. 氯化钠　　　　　　　　C. 碳酸钠

D. 碳酸氢钠　　　　　　　　　E. 5％葡萄糖氯化钠

9. 输血引起的溶血反应,最早出现的主要表现为(　　)。

A. 头部胀疼、面部潮红、腰背部剧痛　　　　　　B. 寒战、高热

C. 呼吸困难、血压下降　　　　　　　　　　　　D. 少尿

E. 瘙痒、皮疹

10. 输血引起过敏反应的表现为(　　)。

A. 咳嗽、气促、胸闷伴粉红色泡沫样痰　　　　　B. 皮肤瘙痒、荨麻疹、眼睑水肿

C. 寒战、高热、头部胀疼　　　　　　　　　　　D. 腰背痛、少尿

E. 手足抽搐、心率缓慢、血压下降

课后检测参考答案:1. C;2. D;3. E;4. ABC;5. D;6. E;7. C;8. D;9. A;10. B。

第八讲　病情观察与危重患者的管理

1. 角膜反射消失见于（　　）。
   A. 意识模糊　　　B. 昏睡　　　　C. 嗜睡　　　　D. 浅昏迷　　　E. 深昏迷

2. 根据意识障碍的程度，一般可分为四级，下列排序正确的是（　　）。
   A. 嗜睡—意识模糊—昏睡—昏迷　　　　　　　B. 嗜睡—意识模糊—昏迷—昏睡
   C. 意识模糊—嗜睡—昏睡—昏迷　　　　　　　D. 嗜睡—昏睡—意识模糊—昏迷
   E. 意识模糊—昏睡—嗜睡—昏睡

3. 李某，男，20岁，因受到老师的批评感到压抑，随后服毒自杀，幸好被家人及时发现送往医院，对于此患者而言，病情观察的主要指标是（多选）（　　）。
   A. 瞳孔　　　　B. 表情　　　　C. 面容　　　　D. 呕吐物　　　E. 皮肤与黏膜

4. 下列关于基础生命支持术的描述，正确的是（多选）（　　）。
   A. 简写为 BLS　　　　　　　B. 又称为现场急救　　　　C. 只能由专业人员实施
   D. 是一种初步的救护　　　　E. 可以由专业人士也可以由非专业人士来实施

5. 心跳呼吸骤停的临床表现包括（多选）（　　）。
   A. 意识丧失　　　　　　　B. 大动脉搏动消失　　　　C. 呼吸停止
   D. 瞳孔散大　　　　　　　E. 没有体温

6. 开放气道时，若患者疑有颈部损伤，应采取（　　）。
   A. 仰头抬颈法　　　　　　B. 仰头抬颏法　　　　　　C. 双下颌上提法
   D. 以上均可　　　　　　　E. 以上均不可

7. 在意外事故现场，对受难者诊断是否心跳停止，最迅速有效的方法是（　　）。
   A. 听心音　　　　　　　　B. 观察心尖搏动情况　　　C. 测血压
   D. 做心电图　　　　　　　E. 摸颈动脉搏动

8. 胸外心脏按压的部位是（　　）。
   A. 胸骨中、下段　　　　　B. 两乳头连线的中点　　　C. 剑突上三横指
   D. 胸骨中段　　　　　　　E. 胸骨下段

9. 下列哪种药物中毒禁忌用碳酸氢钠溶液洗胃？（　　）

A. 1059 农药　　B. 1605 农药　　C. 乐果　　　　D. 敌敌畏　　　E. 敌百虫

10. 某患者误服了安眠药而中毒,应立即采用(　　)洗胃。

A. 2%～4%NaHCO$_3$　　　　　　B. 1 : 15000 高锰酸钾　　　　　C. 生理盐水

D. 温开水　　　　　　　　　E. 3%过氧化氢

课前检测参考答案:1. E;2. A;3. AD;4. ABDE;5. ABCD;6. C;7. E;8. B;9. E;10. B。

第二部分　翻　转　内　容

一、心肺复苏

【个人任务　问与答】在什么情况下需要进行心肺复苏?

参考答案:外伤、疾病、中毒、意外、低温、淹溺和电击等各种原因导致呼吸、心跳骤停时,需要立即为患者实施心肺复苏。

【个人任务　问与答】什么是心肺复苏?

参考答案:心肺复苏是对由于外伤、疾病、中毒、意外、低温、淹溺和电击等各种原因导致呼吸、心跳骤停,必须紧急采取重建和促进心脏、呼吸有效功能恢复的一系列措施。

【个人任务　问与答】什么是基础生命支持?

参考答案:基础生命支持是心肺复苏的一系列措施中首要的一个环节,又称徒手心肺复苏,也称现场急救,是指在事发现场,对患者实施及时、有效的初步救护,是指专业或非专业人员进行徒手抢救。

知识拓展

Kiss of Life 图片背后的故事

图 8-1 所示为"The Kiss of Life"(生命之吻),展示的是一位名叫 JD Thompson 的工人,正为同事 Randall G. Champion 以口对口人工呼吸方式急救,因为他误触了低压电缆而失去意识。这幅照片是一个令人感动的瞬间,亦是心肺复苏法的经典影像,也在 1968 年获得普立兹现场新闻摄影奖。当时伤者 Champion 触电后休克,幸好有安全绳防止坠落,而拯救者 Thompson 迅速捉住他,并且进行人工呼吸,即使现场无法施行心外按压,却通过持续不断地把气吹入伤者肺中,直至他恢复轻微脉象,然后与他一同松开安全绳带回到地面,其他工人继续实施 CPR,等到医护人员赶到做进一步治疗,最终伤者完全康复。Champion 活到了 64 岁。

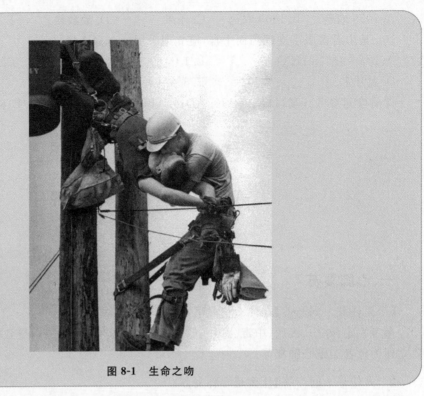

图 8-1　生命之吻

【小组任务　小组汇报 1】徒手心肺复苏普及的现状与必要性。

要点提示：国内外每年猝死的人数，及时实施心肺复苏救活的概率，心肺复苏救活的案例。

美国于 1959 年开始发展急救医疗，1976 年完成了立法程序，形成了全国急救医疗网。在专业人员方面，美国所有的医学院校都要求学生在进医院工作之前都必须经过美国心脏协会的培训，持有基础或高级生命支持证书，保证了从事医务工作的人在遇到相关情况时的救治能力。在公众方面，1966 年美国心脏协会开始提倡在公众中普及心肺复苏初级救生术，规定警察、司机、消防队员、大中学校师生都必须接受心肺复苏和现场抢救、自救的培训。其他国家也非常重视急救培训的开展，瑞典大规模的公众培训开始于 1983 年，培训的基础是美国心脏协会的复苏指南，到目前为止，有 45％的公众参加过心肺复苏培训，澳大利亚把对志愿者进行的急救培训作为急救中心的培训任务，目前有 50％的公众接受过急救培训，日本的学生中急救培训普及率更是高达 92％。

近年来，我国的急救体系也在不断完善，并取得了显著成效，但仍有待完善。在公众培训方面，急救知识的普及率仍然显著不足，绝大部分城市的急救知识普及率不足 1％；急救培训的方法需要标准化，目前承担急救培训的多为医院、急救中心和红十字会，在培训师资、培训教材、培训方法、培训对象和培训资质认定等方面都与国外存在差距。

知识拓展

2015 年国际心肺复苏最新指南

新的指南指出，一旦有人发生了心脏骤停就要立即启动生存链。成人生存链包括院内救治体系和院外救治体系，如图 8-2 所示。

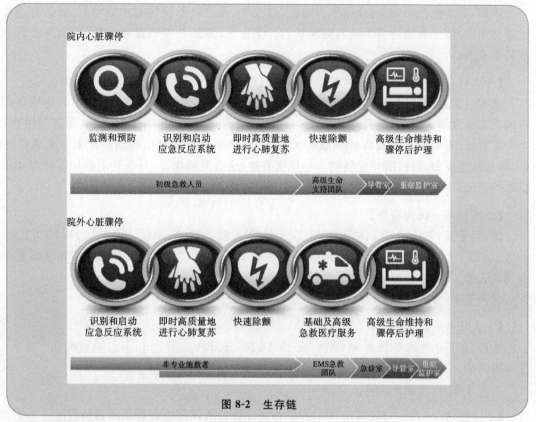

图 8-2　生存链

【个人任务　问与答】引起呼吸、心跳骤停的原因有哪些?

参考答案:引起呼吸、心跳骤停的原因主要有心源性的原因和非心源性的原因,心源性原因中以器质性心血管疾病为主,尤其是冠心病,它是成人猝死的主要原因;非心源性原因中,各种原因引起的呼吸停止可导致心跳停止,如气道异物、烧伤或烟雾吸入所致的气道水肿;溺水、窒息所致气道阻塞而严重缺氧。

【个人任务　问与答】如何判断个体出现了呼吸、心跳骤停?

参考答案:呼吸、心跳骤停的判断标准是,突然面色死灰、意识丧失,大动脉搏动消失,呼吸停止,瞳孔散大,皮肤苍白或发绀,心尖搏动及心音消失,伤口不出血。

【个人任务　问与答】如何判断个体出现了意识丧失?

参考答案:判断患者意识的方法是拍打肩膀或大声呼叫,观察是否有反应,如无反应则表明意识丧失。

【个人任务　问与答】什么是意识障碍?

参考答案:意识障碍是指个体对外界环境刺激缺乏正常反应的一种精神状态。

【个人任务　问与答】意识障碍各种程度的特征有哪些?

参考答案:意识障碍的程度可分为嗜睡、意识模糊、昏睡、昏迷,程度依次递增。①嗜睡,是最轻度的意识障碍,是指患者处于持续睡眠状态,能够被言语或轻度刺激唤醒,醒来后能正确、简单、缓慢回答问题。但反应迟钝,刺激去除后很快又入睡。②意识模糊,表现为思维和语言不连贯,对时间、地点、人物的定向力发生障碍,可有错觉等。③昏睡,是指患者处于熟睡状态,不易唤醒,需要强烈的刺激,如剧烈的摇晃、掐人中、压迫眶上神经等才能唤醒,醒后答话含糊或答非所问,停止刺激后马上进入熟睡状态。④昏迷,为最严重的意识障碍,表现为意识中断或完全丧失。

【个人任务　问与答】如何区分患者昏迷的程度?

参考答案:①轻度昏迷:意识大部分丧失,无自主运动,对声、光刺激无反应,对疼痛刺激可有痛苦表情及躲避反应,瞳孔对光反射、角膜反射、眼球运动、吞咽反射、咳嗽反射等可存在。②中度昏迷:对周围事物及各种刺激均无反应,对于剧烈刺激可出现防御反射。角膜反射减弱,瞳孔对光反射迟钝,眼球无转动。③深度昏迷:全身肌肉松弛,对各种刺激均无反应,深、浅反射均消失。

【个人任务　课间检测】

患者,张某,男,17 岁,因脑外伤 1 天急诊入院。检查显示 T 37 ℃、P 76 次/分、R 20 次/分、BP 110/70 mmHg,双侧瞳孔等大等圆,无法唤醒,对光反应迟钝,用力压迫眶上神经有痛苦表情。请问:该患者此时处于何种意识状态?

参考答案:中度昏迷。

【个人任务　课间检测】

次晨,张某的生命体征为 P 60 次/分、R 14 次/分、BP 84/40 mmHg,双侧瞳孔不等大,对光反射消失。请问:该患者此时处于何种意识状态?

参考答案:深度昏迷。

【个人任务　问与答】如何用 Glasgow 昏迷评分量表评定患者意识障碍的程度?

参考答案:Glasgow 昏迷评分量表用于评定患者的神经功能状态,包括睁眼、语言及运动反应,三者相加表示意识障碍程度,最高 15 分,表示意识清醒,8 分以下为昏迷,最低 3 分,分数越低表明意识障碍越严重、脑死亡或预后极差。

【个人任务　问与答】如何判断患者的大动脉搏动是否消失?

参考答案:颈动脉表浅、易暴露,因此判断大动脉搏动是否消失时首选颈动脉。触摸方法:将食指、中指触及气管正中,向近侧滑动 2~3 cm,触摸有无搏动,触摸时间 5~10 秒。如摸不到大动脉的搏动,可确定心跳停止。当然也可以选择股动脉。

【个人任务　问与答】如何判断患者的呼吸是否停止?

参考答案:在气道开放的情况下通过一听二看三感觉进行判断。一听,是指用耳朵听呼吸音;二看,是指用眼睛看胸廓起伏;三感觉是指用面颊部感觉患者口鼻有无气体逸出。

【个人任务　问与答】循环完全停止后瞳孔会出现什么样的变化?

参考答案:当循环完全停止后超过 1 分钟可出现瞳孔散大,即瞳孔的直径超过 5 mm。

【个人任务　问与答】正常瞳孔有哪些特征?

参考答案:正常瞳孔圆形,双侧等大等圆,直径 2~5 mm,对光反应灵敏,遇光收缩变小,昏暗处变大。

【个人任务　问与答】病理情况下,瞳孔可出现哪些变化,分别见于什么情况?

参考答案:瞳孔可出现的变化有如下几种。①瞳孔缩小,即直径<2 mm,当瞳孔直径<1 mm 时,为针尖样瞳孔。双侧瞳孔缩小见于有机磷农药、氯丙嗪、吗啡等中毒;单侧缩小提示同

侧小脑幕裂孔疝早期。②瞳孔扩大,即直径>5 mm,又称瞳孔散大。双侧瞳孔散大见于颅脑损伤,颠茄类药物中毒及濒死者;单侧瞳孔散大固定提示同侧颅内病变(如颅内血肿、脑肿瘤)所致的小脑幕裂孔疝。③当瞳孔大小不随光线刺激而变化时,称为瞳孔对光反射消失,常见于危重或深昏迷的患者。

【个人任务 问与答】呼吸、心跳骤停后,患者的皮肤会出现什么样的变化?

参考答案:当呼吸、心跳骤停时,患者可出现面色、口唇、甲床苍白或发绀。

【个人任务 问与答】实施 BLS 的原则是什么?

参考答案:虽然心跳停止时可以出现多个临床表现,但只要出现意识丧失和大动脉搏动消失即可作出心脏骤停的判断,并立即开始实施 BLS。实施 BLS 的原则是"争分夺秒,就地抢救,同时进行"。

【个人任务 问与答】BLS 包括哪些步骤?

参考答案:C—A—B、C—B、C—B、C—B、C—B,五个循环以后判断复苏是否有效,复苏有效则停止复苏,若复苏无效则继续循环。C(compression)胸外心脏按压、A(airway)开放气道、B(breathing)人工呼吸。

【个人任务 问与答】开放气道的方法有哪几种?

参考答案:开放气道的方法是,仰头抬颏法、仰头抬颈法、双下颌上提法。

【个人任务 学生演示 1】仰头抬颏法。

参考答案:抢救者将一手掌小鱼际(小拇指侧)置于患者前额,下压使其头部后仰,另一手的食指和中指置于靠近颏部的下颌骨下方,将颏部向前抬起,帮助头部后仰,气道开放。必要时拇指可轻牵下唇,使口微微张开。注意事项:①食指和中指尖不要深压颏下软组织,以免阻塞气道。②不能过度上举下颏,以免口腔闭合。③头部后仰的程度是以下颌角与耳垂间连线与地面垂直为正确位置。④口腔内有异物或呕吐物,应立即将其清除,但不可占用过多时间。⑤开放气道要在 3~5 秒内完成,而且在心肺复苏全过程中,自始至终要保持气道通畅。

【个人任务 学生演示 2】仰头抬颈法。

参考答案:患者仰卧,抢救者一手抬起患者颈部,另一手以小鱼际侧下压患者前额,使其头后仰,气道开放。

【个人任务 学生演示 3】双下颌上提法。

参考答案:患者平卧,抢救者用双手从两侧抓紧患者的双下颌并托起,使头后仰,下颌骨前移,即可打开气道。

【个人任务 问与答】怀疑患者有颈部损伤时,应该使用哪种开放气道的方法?

参考答案:双下颌上提法。

【个人任务 问与答】人工呼吸的方法有哪几种?

参考答案:人工呼吸有三种方法,口对口(mouth-to-mouth)、口对鼻(mouth-to-nose)、口对口鼻(mouth-to-mouth or nose)。

【个人任务 问与答】胸外心脏按压时如何定位? 手法如何?

参考答案:两乳头连线中点,如为老年女性,可取胸骨中、下 1/3 交界处。定位手掌根部接触患者胸部皮肤,另一手搭在定位手手背上,双手重叠,十指交叉相扣,定位手的 5 个手指翘起。

【个人任务 问与答】胸外心脏按压时如何控制按压的深度？

参考答案：成人胸骨下陷 5～6 cm，儿童约 5 cm，婴儿 4 cm，儿童和婴儿下压胸部前后径的 1/3，并保证每次按压后胸廓回弹。

【个人任务 问与答】胸外心脏按压时按压与人工呼吸的频率如何？

参考答案：按压频率为 100～120 次/分，按压与放松时间比 1∶1，按压 30 次，放松时手掌要不离开胸壁。人工呼吸的频率为 10～12 次/分。

【个人任务 问与答】如何判断 BLS 有效？

参考答案：BLS 有效的判断方法如下。①能扪及大动脉搏动，血压维持在 8 kPa(60 mmHg)以上。②口唇、面色、甲床等颜色由发绀转为红润。③室颤波由细小变为粗大，甚至恢复窦性心律。④瞳孔随之缩小，有时可有对光反应。⑤呼吸逐渐恢复。⑥昏迷变浅，出现反射或挣扎。

【个人任务 问与答】胸外心脏按压容易发生的并发症有哪些？

参考答案：颈或脊柱损伤、胃膨胀、肋骨骨折、胸骨骨折、血气胸、肺挫伤、肝脾脏撕裂、脂肪栓塞。

【个人任务 问与答】CPR 和 BLS 的区别是什么？

参考答案：BLS 是现场急救，只是基础的生命支持技术，而 CPR 除了基础生命支持外还包括高级生命支持。

【个人任务 问与答】什么是高级生命支持？

参考答案：高级生命支持(ACLS)是在基础生命支持(BLS)的基础上，应用辅助设备和特殊技术(如心电监护、除颤器、人工呼吸器和药物等)建立与维持更有效的通气和血液循环。ACLS 包括：①BLS；②用附属器械和特殊技术建立和维持有效的通气和循环；③心电监测；④建立和维持静脉通路；⑤尽快明确心脏或呼吸停止患者的致病原因并进行对症治疗。

【个人任务 问与答】一位 50 岁左右的男子突然晕倒在地，作为护士的你恰巧经过，你会怎么做呢？

参考答案：参照成人呼吸、心跳骤停抢救流程图(图 8-3)。向身边的榜样学习，如：①公交车上全力救助老人，十堰"最美护士"凌萍；②宁波街头救人，"最美姑娘"周丽。

知识拓展

腹部心肺复苏术

腹部提压心肺复苏技术(AACD-CPR)是用腹部提压装置吸附于患者腹部进行心肺复苏的新方法。该方法针对呼吸、心跳骤停特别是存在胸肋骨骨折、血气胸以及胸廓畸形等胸外按压禁忌证的患者，可迅速建立有效的循环和呼吸，其作用机制是通过腹部提压装置有节律地提拉与按压腹部，促使膈肌上下移动，引发胸腹腔内压力改变，充分发挥"胸泵""心泵"和"肺泵"的作用，在避免造成胸肋骨骨折并发症的同时，对心脏骤停患者建立循环与呼吸支持，达到心与肺复苏并举的目的。

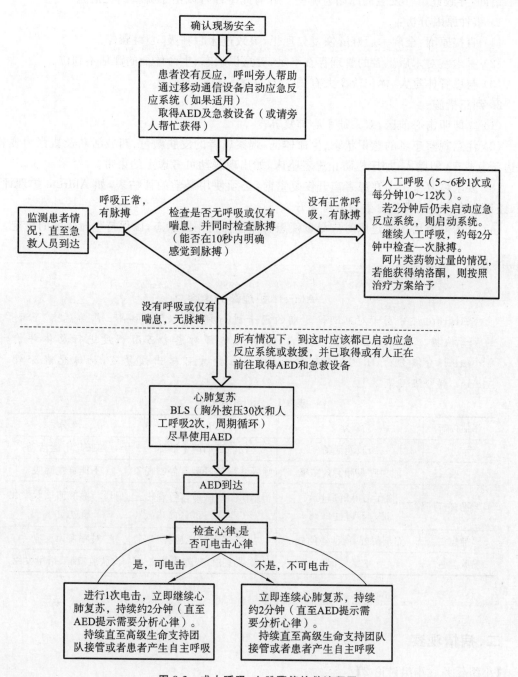

图 8-3　成人呼吸、心跳骤停抢救流程图

【小组任务　小组讨论 1】

患者,张某,男,35 岁,体重 90 kg,因"胆囊结石"收入院。于 9:30 在全身麻醉下行"腹腔镜下胆囊切除术",术后护送回病房。在过床的过程中,患者出现呼吸困难、口唇发绀、面色青紫,1 分钟后出现呼吸、心搏骤停,立即行心前区叩击,双人徒手心肺复苏,遵医嘱用药、心电监护,予高流量氧气吸入。3 分钟后患者心跳恢复,心率 80 次/分、血压 80/50 mmHg、呼吸 16 次/分、SpO_2 88%。

请问:导致此事件发生的原因有哪些? 针对此事件可以给予哪些纠正措施?

1. 事件原因分析:

(1) 直接原因:全麻术后麻醉恢复欠理想,导致过床时呼吸、心跳骤停。

(2) 手术室对术后患者的管理存在不足,对意识状态、生命体征的评估不到位。

(3) 与患者体重大、体位改变大有关。

2. 纠正措施:

(1) 立即叩击心前区,双人徒手心肺复苏。

(2) 注意观察患者的意识状态、生命体征,观察患者的皮肤颜色、四肢活动及肌张力变化。床边备急救车,留陪人,加床栏防止患者坠床,如出现躁动可考虑上约束带。

(3) 要求恢复室护士在患者离开恢复室前,必须使用科学的评估表,如 Aldrete 护理评分表,经评估确认达到离室分数后方可离开。

(4) 在为麻醉后患者过床时应尽量使患者体位保持平卧状态,以保持生命体征的稳定。

知识拓展

Aldrete 护理评分内容

Aldrete 评分用于对麻醉恢复期的患者进行评估,以了解病情,作为患者"出科"的参考依据。在患者出恢复室以前,应由麻醉师对患者苏醒程度进行总体评价,Aldrete 评分满分为 10 分,一般要求达到 10 分才可转出恢复室,特殊患者除外。Aldrete 评分表见表 8-1。

表 8-1　Aldret 评分表

评估内容	2分	1分	0分
活动力	四肢能活动	仅能活动两个肢体	四肢均不能活动
呼吸	能深呼吸和有效咳嗽	呼吸受限或呼吸有停顿现象	不能自主呼吸
循环	血压与麻醉前比较相差不超过20%	血压与麻醉前比较变化在20%～50%之内	血压与麻醉前比较变化超过50%
神志	完全清醒,能回答问题	呼唤名字能应答	对呼唤无反应
皮肤颜色	正常红润	皮肤苍白、灰暗或花斑	皮肤或口唇、指甲发绀

二、病情观察

【小组任务　小组讨论 2】

患者,钱某,65 岁,因"胆囊结石"入院,完善相关检查后,择期行"腹腔镜胆囊切除术"。22:00,患者手术结束,当班护士在协助过床后,由于科室新收一例急诊患者,需急诊手术治疗,该护士就去处理急诊患者了。其间,患者家属曾告知护士手术后患者诉腹痛,护士回答:"刚做完手术都会有点痛,安慰他一下就行了。"过后患者家属告知护士"床边的机器在响"。护士回答说:"可能是机器接触不良,没有关系。"1 小时后护士到患者房间查房,发现患者血压为 86/48 mmHg,再检查患者发现腹腔引流管在过床时压在患者身体底下,导致引流不畅。开放引流管后,引出大量鲜血。紧急报告医生,医生判断为创面出血,急送手术室探查止血。经过积极处理,患者痊愈出院。

请问:导致此事件发生的原因有哪些? 针对此事件可以给予哪些纠正措施?

1. 事件原因分析:

(1) 直接原因:术后没有及时观察到患者的病情变化。患者家属曾告知护士患者诉腹痛及床边的机器在响,护士均未引起重视,没有到患者床边查看,导致延误患者病情。

(2) 护士没有认真检查患者的各种引流管,保证各引流管的固定通畅。

(3) 护士对患者的健康教育不到位。患者行手术后,所留置的管道的意义、注意事项、可能发生的不良反应和异常情况的警示等护士均应向患者和家属详细说明。该事件中护理人员对手术后患者的病情变化和并发症的观察未介绍清楚,导致患者家属无法准确描述患者的病情。

(4) 科室仪器设备未及时检修。护士认为机器接触不好导致报警,而不去关注,说明科室仪器设备检修不及时。

(5) 科室人力资源存在不足。夜班护士只有一人,不能满足临床工作需要和护理操作双人核对的要求。护士既要处理急诊患者又要观察整个病区其他患者的病情变化,力不从心。当有急诊或抢救情况发生时容易出现护理安全隐患。

2. 纠正措施:

(1) 立即加快补液速度,并通知值班医生。

(2) 对全科护理人员进行手术后护理流程的培训,并对管道的管理和术后患者的健康教育重点培训。

(3) 在全院开展护理相关仪器设备大检查,将存在安全隐患的或者有故障的仪器设备进行全面维修,不能继续使用的立即报废。

(4) 护理部对科室的人力资源调配是否合理进行检查。对于没有实行双人夜班制排班的,需要改变排班模式,合理使用人力资源,尽快实行双人夜班制排班,以减少临床护理安全隐患。

【个人任务 问与答】临床上有很多先进的仪器和设备,例如心电监护仪、呼吸机等,都有异常情况报警装置,使用这些仪器后是否还需要人工观察患者的病情呢? 谈谈你的想法。

参考答案:虽然有很多的医疗设备都有报警装置,但是危重患者病情变化极快,有的只有几秒,机器毕竟不是人脑,监护仪的报警装置还不能那么及时地作出反应。而且,医护人员在长期的医疗实践中也发现,有些报警装置并不能识别所有的异常状况,所以在临床工作中,不能完全依赖于监护仪等设备,一旦设备出现故障,后果将不堪设想。而且国内外医学界现在都关注到了"报警疲劳"现象,尤其是在急诊室这样嘈杂的环境中,各种设备频频发出不同的报警声响,其中还有一些误报,因此在临床工作中,要将人工识别和机器设备报警有机结合,相互补充。因为无论多智能的仪器,永远不能替代人的作用。

知识拓展

新闻:2015 年 11 月 21 日深夜,某医院的抢救室里上演了一场"生死时速",一位患者突发室颤,医护人员分秒必争地将患者从"鬼门关"拉了回来,而这一切还多亏一位年轻护士多瞄了一眼监护仪。由此可见,护士的敏锐观察力和快速的反应能力是非常重要的。

【小组任务　小组汇报 2】护生如何提高和锻炼自己的病情观察能力？

要点提示：①全面观察，重点收集。②重视护理体格检查。③充实专业理论知识：可通过业务学习、护理查房、分级培训等授课方式及自学方式不断丰富知识。④养成观察的习惯：让观察成为习惯，习惯成为自然。⑤工作中做到五勤，即勤巡视、勤观察、勤询问、勤思考、勤记录。⑥培养快速反应能力：在思想上重视，对患者要有高度的责任感，观察中要精心、细致、客观、真实，重视患者的主诉，不轻易放过任何一点可疑或细微的病情变化。⑦护理观察中应有针对性：患者需求不同，护理观察不同；病情不同，护理观察不同；病程不同，护理观察不同。⑧动态观察与分析：轻重缓急要分析；生理性与病理性要分析；护理记录要动态分析；护理交接班要动态分析。

【个人任务　问与答】什么是病情观察？

参考答案：病情观察是指护理人员在护理工作中运用视、触、听、嗅等感觉器官及辅助工具来获得有关患者疾病信息的过程。

【个人任务　问与答】病情观察的方法有哪些？

参考答案：视诊、听诊、触诊、叩诊、嗅诊，还有问诊。

【个人任务　问与答】病情观察的内容有哪些？

参考答案：病情观察的内容包括一般情况、生命体征、意识状态、瞳孔、自理能力、心理状态、特殊检查或治疗、其他。

【个人任务　问与答】临床上常见的异常面容与表情有哪些？

参考答案：①急性病容：面颊潮红、呼吸急促、鼻翼扇动、口唇疱疹、表情痛苦。主要见于急性感染性疾病(肺炎球菌肺炎、急腹症、疟疾、流行性脑脊髓膜炎)。②慢性病容：面色苍白或灰暗，面容憔悴，目光暗淡。主要见于慢性消耗性疾病(胃炎、肺结核)。③二尖瓣面容：双颊紫红，口唇发绀。多见于风湿性心脏病。④贫血面容：面色苍白，唇舌及结膜色淡，表情疲惫乏力。多见于各种类型的贫血。⑤甲亢面容：面容惊愕、睑裂增宽、眼球突出、目光炯炯、表情兴奋、激动易怒。主要见于甲状腺功能亢进的患者。⑥满月面容：面圆如满月，皮肤发红。见于Cushing 综合征及长期使用肾上腺糖皮质激素者。

【小组任务　小组讨论 3】

患者，男，38 岁，农民，因车祸致颅脑损伤，病情危重，急诊入院。如果你是值班护士，应着重观察患者的哪些病情？

参考答案：①观察患者伤口的情况，如损伤的部位、面积、程度，出血的情况等。②评估患者的意识状态，可通过 Glasgow 昏迷评分量表进行评分。③评估患者的生命体征，观察是否平稳。④评估患者的瞳孔，观察是否出现异常。⑤评估尿量，帮助判断出血量和肾功能。⑥观察患者的皮肤与黏膜，是否有其他部位的破损和出血。⑦动态观察患者的病情，出现异常及时告知医生，并配合医生进行抢救。

三、洗胃法

【个人任务　问与答】某急诊室接诊一位中毒昏迷的患者，双侧瞳孔缩小，嗅及呕吐物有大蒜味。请问：①该患者为何种毒物中毒？②为该患者洗胃，洗胃液温度为多少？每次灌注量为多少？

参考答案:①有机磷农药中毒。②25～38 ℃,每次 300～500 mL。

【个人任务 问与答】洗胃的目的有哪些?

参考答案:解毒;减轻胃黏膜水肿;为手术或检查做准备。

【个人任务 问与答】哪些情况不适宜洗胃?

参考答案:强腐蚀性毒物(如强酸、强碱)中毒、肝硬化伴食管胃底静脉曲张、胸主动脉瘤、近期内有上消化道出血及胃穿孔、胃癌等禁止洗胃。

【个人任务 问与答】给患者洗胃时应注意观察哪些病情?

参考答案:洗胃时随时观察病情,如面色、生命体征、意识、瞳孔、口腔气味、有无并发症等,并做好记录。

【个人任务 问与答】洗胃时容易发生的并发症有哪些?

参考答案:洗胃时易发生的并发症有急性胃扩张、胃穿孔,大量低渗液进入胃内可导致水中毒、电解质酸碱平衡紊乱,昏迷患者洗胃时容易导致误吸或液体反流引起窒息、迷走神经兴奋导致反射性心跳骤停。

【个人任务 问与答】洗胃液灌入过多或过少会出现哪些影响?

参考答案:①灌入过多的洗胃液,胃容积增大,胃内压增高,胃内压高于十二指肠压力,加速毒物吸收;过多液体进入胃内,胃内压增高,容易造成液体反流引起呛咳、误吸、窒息;迷走神经兴奋致反射性心脏骤停。②灌入过少会导致洗胃不彻底、延长洗胃时间。

【个人任务 问与答】洗胃时如何根据患者的情况为患者采取适当的体位?

参考答案:服毒量少且意识清醒的患者取坐位;中毒较重者取左侧卧位(左侧卧位可减慢胃排空,延缓毒物进入十二指肠的速度);昏迷患者取平卧位,头偏向一侧。

【个人任务 连连看】将毒物种类、应灌入的洗胃溶液、禁忌灌入的药物连接起来。

应灌入的洗胃溶液	中毒物质	禁忌洗胃溶液
硫酸钠	安眠药(巴比妥类)	高锰酸钾
高锰酸钾	1605/1059/4049	碱性溶液
碳酸氢钠	敌百虫	硫酸镁

参考答案:安眠药(巴比妥类)中毒可用高锰酸钾、硫酸钠洗胃,禁忌硫酸镁洗胃,1605/1059/4049(乐果)中毒可用碳酸氢钠洗胃,禁忌使用高锰酸钾洗胃;敌百虫中毒可用高锰酸钾洗胃,禁忌碱性溶液洗胃。

知识拓展

新闻报道:为救一个患者用了 8000 支阿托品

据汕头大学医学院第一附属医院官网发布的消息,5 月 18 日,该院收治了一位服敌敌畏中毒的患者,当时患者已陷入昏迷,神志不清,情况危急。因抢救工作需要使用大量的阿托品以达到"阿托品化",患者每小时需 400 mg,但当时医院所备的阿托品规格为 0.5 mg/1 mL,这就意味着每小时要掰 800 支。于是,该院 ICU 值班医护人员集体出动,抢救工作与掰阿托品同时进行,直到次日早上 8 点交班时,ICU 的 8 名值班医护人员共掰了 8000 支安瓿!

【小组任务 小组讨论 4】

患者,刘某,男,52 岁,因"有机磷农药中毒"在急诊科抢救治疗,患者阿托品化后精神恍惚,瞳孔散大。当时家属暂时离开不在患者身边,在护士给其他患者做治疗的时候,患者自行离开急诊外出,不慎被车撞伤,被车主送回急诊科。家属要求相应的经济赔偿。

请问:导致此事件发生的原因有哪些? 针对此事件可以给予哪些纠正措施?

参考答案:

1. 事件原因分析:

(1) 直接原因:患者精神恍惚,家属暂时离开,医护都忙于抢救其他患者,患者刘某自行离院,造成意外。

(2) 护士在病情观察时专业知识不足、经验缺乏、工作忙而没发现患者的病情变化。

(3) 阿托品化患者,当班护士应预见性地使用适当的约束工具,安全温馨提示卡等警示标识,做好患者家属的宣教工作,嘱患者家属 24 小时不间断留陪,看护好患者,保障患者安全。

(4) 对高危患者未使用安全防范措施。

(5) 护理人力资源不足、超负荷工作,职责划分不明确,执行制度不力等均可影响护理安全。

2. 纠正措施:

(1) 立即对患者进行抢救,严密观察。

(2) 安抚患者及家属,做好沟通解释工作,防止矛盾进一步激化。

(3) 组织科室全体护理人员讨论该不良事件并总结分析。强化护士安全意识,提高安全工作的预见性和预防性,医护人员对这类患者特别关注,多巡视病房,密切观察病情变化和患者的行为动向,禁止单独外出,身边必须有人陪伴。

(4) 建立高危人群管理制度并督促落实。在护士站特别标示床号以警示,达到人人知晓,上好病床护栏,必要时使用安全带、约束带,15~30 分钟巡视病房一次、24 小时连续看护等具体护理措施。

(5) 如科室护理人力严重不足,争取医院领导支持,护士长合理排班,机动派班。

(6) 对责任护士和护理员进行有效教育和培训,使他们了解并接受严格执行规章制度和履行岗位职责的重要性,着重培训责任制护理的内涵和工作方法。

知识拓展

阿托品化

抢救有机磷农药中毒时,使用阿托品剂量应根据中毒程度适当掌握。由于有机磷农药中毒后对阿托品的耐受量增大,重度中毒必须早期给予足量阿托品,由静脉注射,以求速效。以后根据情况,定时给药,使之阿托品化。

　　阿托品化的指标：瞳孔较前散大；口干，皮肤干燥；颜面潮红；肺部啰音减少或消失；心率加快等。判定这些情况时应考虑下述特殊情况：如眼部受染，注射足量阿托品后，瞳孔可仍然小；而晚期严重中毒患者，由于缺氧瞳孔反而散大；并发肺炎时，肺部啰音可不消失；晚期昏迷患者颜面可不出现潮红；有时中毒后心率很快，应用足量阿托品后，心率反而减慢。

　　当患者出现阿托品化后即应减量，延长给药间隔时间。要注意避免阿托品过量引起中毒。阿托品中毒表现为瞳孔散大、颜面潮红、皮肤干燥、高热、意识模糊、狂躁不安、幻觉、谵妄、抽搐、心动过速和尿潴留等。严重者可陷入昏迷和呼吸瘫痪，应立即停药观察和补液，以促进毒物的排出。必要时应用毛果芸香碱解毒。

【小组任务　小组作业】

　　患者，男，56 岁，急诊入院于 21:50 左右突然昏迷，呼之不应，血压测不出，呼吸 5 次/分，大动脉搏动消失，呼吸深大、缓慢，口唇发绀，双侧瞳孔等大等圆，直径约 2.0 mm，对光反射存在，双肺呼吸音低，心音消失。

请思考：

1. 根据患者目前的状况，分析支持判断患者呼吸、心跳骤停的临床资料是哪些？

2. 对患者应该监测哪些内容？

3. 如果出现心跳骤停应该采取哪些急救措施？

参考答案：

　　1. 判断患者呼吸、心跳骤停的临床资料有突然昏迷、呼之不应、血压测不出、呼吸 5 次/分、大动脉搏动消失、口唇发绀、心音消失。

　　2. 对患者应监测的内容有一般情况（面容与表情、皮肤与黏膜）、生命体征、意识状态、瞳孔（大小、形状、对称性、对光反射）。

　　3. 患者出现心跳骤停后应采取的急救措施是心肺复苏，按照院内救治体系进行。

第三部分　课堂检测

1. 格拉斯哥昏迷评分量表主要是从哪几个方面来进行评分的？（　　　）

A. 睁眼反应和语言反应　　　　　　　　　B. 睁眼反应、语言反应、运动反应

C. 睁眼反应、语言反应、运动反应、角膜反射　　D. 睁眼反应、运动反应、角膜反射

E. 语言反应、运动反应

2. 患者呕吐为喷射状，应考虑（　　　）。

A. 幽门梗阻　　　　　　　　B. 颅内压增高　　　　　　　　C. 食物中毒

D. 低位肠梗阻　　　　　　　E. 高位肠梗阻

3. 口对口人工呼吸的频率为（　　　）。

A.8～10次/分　　　　　　B.20次/分　　　　　　C.16～18次/分

D.18～20次/分　　　　　　E.10～12次/分

4. 1605、1059、4049中毒时,可选择的洗胃液是(　　)。

A.2%～4%NaHCO$_3$　　　　B.1:15000高锰酸钾　　　　C.1‰盐水

D.温开水　　　　　　　　E.清水

5. 酸性药物中毒时多采用哪种溶液洗胃?(　　)

A.牛奶　　B.硫酸镁　　C.高锰酸钾　　D.生理盐水　　E.碳酸氢钠

6. 徒手心肺复苏中胸外按压与人工呼吸的比率为(　　)。

A.30:2　　B.15:2　　C.30:1　　D.15:1　　E.2:30

7. 患者,女,54岁,近几日持续出现胸前区疼痛,就诊过程中患者突然发生意识模糊,面色苍白,血压测不出,医护人员应立即为其进行CPR,此时护士评估患者的重点内容是(　　)。

A.表情　　　　　　　　B.尿量　　　　　　　　C.大动脉搏动

D.肌张力　　　　　　　E.中心静脉压

8. 为成年人进行人工呼吸的吹气量为(　　)。

A.100～200 mL　　　　　B.300～400 mL　　　　C.500～600 mL

D.700～1100 mL　　　　　E.1200～1300 mL

9. 酚类物质中毒时,不能选择的洗胃液是(　　)。

A.50%硫酸镁　　B.液体石蜡　　C.1‰盐水　　D.温开水　　E.植物油

10. 某患者误服了巴比妥类药物而中毒,可采用的洗胃物质是(多选)(　　)。

A.盐水　　　　　　　　B.1:15000高锰酸钾　　　　C.硫酸镁

D.2%～4%碳酸氢钠　　　E.硫酸钠

课后检测参考答案:1.A;2.B;3.E;4.A;5.A;6.A;7.C;8.D;9.B;10.BE。

附件1:2016中国心肺复苏专家共识(节选)

　　为规范和指导我国心肺复苏术(CPR)的理论探索与临床实践,突出具有中国特色的CPR整体方略与目标,提高CPR临床医疗水平,中国研究型医院学会心肺复苏学专业委员会汇集国内CPR领域专家,基于国际CPR指南的科学共识,结合我国国情和具体实践,涵盖了心搏骤停(cardiac arrest,CA)前期的预防、预识、预警的"三预"方针,CA中期的标准化、多元化、个体化的"三化"方法与CA后期复生、超生、延生的"三生"方略,共同制定了《2016中国心肺复苏专家共识》,作为指导我国CA综合防治体系构建和CPR临床实践的行动指南,为政府部门机构、医院、企事业单位、学校、社团、公益组织、各级管理人员、广大医务工作者、公务人员、教师、市民及群众等单位、团体和个人,提供有关CPR科学的专业指引和参考。

　　CA中期的"个体化"　对于CA患者具体实施CPR时,要充分考虑到不同国家、不同地区、不同社会、不同人群等诸多差异,并结合CA时的多重因素加以灵活运用。怎样针对不同个体在不同境遇下出现的心搏、呼吸骤停,因地制宜、因人而异地进行个体化CPR呢?可在标准CPR的基础上进行适当调整,根据"个体化"的治疗原则对这些患者采用更为有效的CPR策略和流程,借以提高CPR的抢救成功率。

　　1. 特殊程序

　　自1960年现代CPR(由Peter Safar提出)诞生以来的50年里,A—B—C抢救程序(A是指 airway 打开气道、B 是指 breath 人工呼吸、C 是指 circulation 人工循环)一直为人们所遵循。2010 版和 2015 版 CPR 指南特别强调了高质量胸外按压的重要性,将成人和儿童(不包括新生儿)BLS 中的 A—B—C 流程更改为 C—A—B 流程。这是对 CPR 认识上的一次飞跃,然而临床实践中每次 CPR 实施的对象有不同的特点,如果不顾实际需求"刻板化"地采用 A—B—C 或 C—A—B 流程则有可能达不到最佳复苏效果甚至导致复苏失败。所以,实施 CPR 步骤应根据实际情况遵循"个体化"原则。

1) 救助对象的状况:由于儿童和成人 CA 病因不同,对婴儿和儿童患者复苏程序的推荐不同于成人患者。成人 CA 大多由心室纤颤(ventricular fibrillation,VF)引起,而儿童 CA 大多数由窒息导致。以往对原发性和继发性 CA 者都推荐同样的复苏程序,但前者因心跳停止时体内动脉血氧含量丰富,故可首先采用胸外按压(C—A—B 流程);后者多因呼吸停止导致体内动脉血严重缺氧继发 CA,应先进行口对口人工呼吸(A—B—C 流程),以提高患者动脉血中的血氧含量。

2) 救助人员的能力:由于专业和非专业救助人员的技能水准不同,两者在 CPR 操作程序上有相应改变。如不再教授非专业救护人员在实施 CPR 时如何评估患者的脉搏和循环;在院外 CPR 时,如果救助人员不会人工呼吸或者因惧怕传染不愿施行口对口人工呼吸,则可不受 C—A—B 流程限制,立即开始不间断的胸外按压。即使在院内 CPR 时,也可首先仅进行胸外按压,而不必一味等待专业人员进行气管插管。因此,在遇到 CA 患者时,不要被口对口人工呼吸的步骤所误导,高质量的徒手胸外按压才是最重要的。

3) 救助环境的设施:在院外大多数患者发生 CA 是由 VF 引起的,如果能在倒下的 5 分钟之内完成除颤,复苏的成功率非常高。随着自动体外除颤仪(automated external defibrillator,AED)的问世,救助者能够便捷地对 VF 患者率先实施紧急除颤,以及时转复心律,恢复循环。

2. 特殊原因

除了心脏本身的原因,引起 CA 的常见病因还包括缺氧、高/低血钾、高/低体温、低血容量、创伤、张力性气胸、心包填塞、血栓、中毒等。

1) 缺氧:单纯因为低氧血症导致的 CA 不常见,但临床上最常见的因缺氧导致 CA 的原因是窒息。窒息性 CA 可由多种原因(气道梗阻、贫血、哮喘、淹溺、上吊、肺炎、张力性气胸、创伤等)导致,且发现时初始心律多为不可除颤心律(心搏停止或 PEA),此类患者复苏后神经功能损害较重,预后较差。CPR 的关键是保证高质量胸外按压的同时优先补充氧气,有效通气。

2) 高血钾或低血钾及其他电解质异常:电解质异常可诱发恶性心律失常,引起 CA。致命性心律失常多与血钾有关,尤其是高血钾。所以,对肾功能衰竭(肾衰)、心衰、严重烧伤和糖尿病患者应警惕电解质紊乱。高血钾是诱发 CA 的最常见病因,可通过心电图检查早期发现,以血中钾离子浓度高于 5.5 mmol/L 确诊。CPR 时高血钾的处理包括心肌保护,转移钾离子进入胞内,排钾,监测血钾、血糖以及预防复发。CPR 低血钾也是临床常见的恶性心律失常和 CA 的诱因,可通过心电图早期识别。CPR 时低血钾处理关键是快速补钾,同时也应补镁。

3) 高体温或低体温:①低体温:意外低温(核心体温<35 ℃)也会导致 CA,由于低温对大脑和心脏具有保护作用,所以对低温患者 CPR 时间应该延长,不能轻易宣布患者临床死亡。院前条件下,除非确认患者 CA 是因为致命伤、致死疾病、长时间窒息而引起,或者胸廓无法按压,否则 CPR 不应该停止。如按压困难可以考虑使用机械复苏装置。如有指征应该及时气管插管,但要小心插管刺激引起 VF。检查生命体征的时间不少于 1 分钟,可结合心电监护、心脏

彩超等判断心脏血流情况,有疑问应当立即 CPR。低温条件下的心脏对电治疗(起搏和除颤)以及药物不敏感,因此,当核心体温<30 ℃时不考虑上述治疗。复温超过30 ℃但仍未正常(35 ℃以下)时,用药间隔时间应该翻倍。复温是对该类患者抢救的重要措施,复温可采用皮肤保暖的被动复温方式,也可采用温盐水输注、体腔灌洗、体外循环装置等主动复温方式。②高体温:高体温多继发于外界环境及内源性产热过多。高体温患者出现 CA 常预后不良,神经功能损害较重。对此类患者 CPR 时除遵循标准方法外,应进行持续降温,方法与复苏后温度管理相同。

4) 低血容量:低血容量是 CA 的可逆病因,多由于血管内血容量减少(如出血)或严重血管扩张(如脓毒症和过敏反应)导致。过敏原激发的血管扩张以及毛细血管通透性增加是严重过敏反应引起 CA 的主要原因。外出血通常显而易见,例如外伤、呕血、咯血等,有时出血较隐匿,例如消化道出血或主动脉夹层破裂。大手术患者可能因为术后出血而存在低血容量的风险,易出现围手术期 CA。无论什么原因引起的低血容量,复苏时首要的是尽快恢复有效循环容量(大量常温血制品或晶体液快速输注)的同时,立即针对病因治疗及控制出血。

(1) 过敏反应:过敏反应是指严重、致命的广泛或全身性超敏反应,表现为快速进展的威胁生命的气道、呼吸和循环障碍,通常伴有皮肤黏膜改变,如抢救及时,患者预后良好。在过敏反应人群中,儿童的过敏反应多见于食物源性过敏,成人过敏反应多见于临床用药或昆虫蜇伤。过敏反应的抢救措施包括如下几点。①体位:存在呼吸困难时坐位,存在低血压时平卧,下肢抬高。②去除诱发因素,例如停止补液,拔出昆虫的螫针等。③出现 CA 立即 CPR,同时立即给予肾上腺素(一线药物),1∶1000 肾上腺素 0.3～0.5 mL 肌内注射,注射最佳部位为大腿前外侧 1/3 中部。④开放堵塞的气道(气管插管、切开等),高流量吸氧。⑤尽快补液:成人 500～1000 mL,儿童 20 mL/kg 起,必要时增加。⑥监测:心电图、血压、血氧饱和度等。⑦糖皮质激素(初始复苏措施后):甲泼尼龙或地塞米松。⑧抗组胺药物(二线药物)苯海拉明等。⑨其他药物:支气管扩张剂、血管活性药物等。过敏反应抢救的关键在于早期发现诊断及正确处理。

(2) 创伤性心搏骤停(trauma cardiac arrest,TCA):TCA 虽然病死率较高,但一旦心脏自主循环恢复(return of spontaneous circulation,ROSC),患者预后较其他原因 CA 患者要好。TCA 出现前会有一系列表现,例如心血管不稳定、低血压、外周脉搏消失以及非中枢神经系统原因引起的意识状态恶化。为 TCA 患者 CPR 时,除了按照标准复苏流程进行复苏外,同时还应快速处理各种可逆病因(低血容量、心包填塞、张力性气胸等)。如胸外按压无法有效实施,也可以酌情考虑其他有效的复苏方法学(如腹部提压 CPR)。纠正低血容量的措施包括对可压迫的外出血加压包扎或使用止血带,对不可压迫的出血使用骨盆夹板、血制品(早期使用混合浓缩红细胞、新鲜冰冻血浆和血小板按 1∶1∶1 配制的血制品)、输液和止血环酸(tranexamic acid,TXA)。同步的损伤控制性手术、止血剂复苏和大容量输注策略(massive transfusion protocols,MTP)是对大出血者损伤控制性复苏的治疗原则。尽管容许性低血压在 CPR 领域的证据有限,但 CPR 成功后容许收缩压的目标是 80～90 mmHg(1 mmHg=0.133 kPa),但维持时间不应超过 60 分钟,颅脑损伤患者因颅内压升高而血压要求应更高。TXA(前 10 分钟 1 g 的负荷量接 8 小时 1 g 的维持量)能够提高创伤性出血的生存预后,建议院前就开始使用。创伤患者易因为气道堵塞和创伤性窒息引起缺氧而诱发 CA,因此应该早期进行有效的气道管理和通气。对于引发 TCA 的张力性气胸,建议采用在第四肋间隙行双侧胸廓造口术,保证快速、有效。对存在心包填塞引起 TCA 的患者应该实施复苏性开胸术,包括钝性创伤且院前 CPR 时间＜10 分钟的患者或者穿通伤且院前 CPR 时间＜15 分钟的患者,开胸手术越快效果越好。存在以下情况建议终止复苏尝试:所有可逆病因纠正后仍无法恢复自主循环;心脏超声无法探测到心脏活动。TCA 时存在以下情况可以放弃复苏:在最初的 15 分钟内已无生命迹象;严重创伤无法存活(如断颅、心脏贯通伤、脑组织损失)。院前急救的时间与严重创伤和 TCA 的预后呈负相关,故快速转运至关重要。

5) 张力性气胸:张力性气胸的病因包括创伤、哮喘或其他呼吸道疾病,有创性操作不当,或者持续正压通气等。紧急处理常使用针刺减压法,随后尽快行胸腔闭式引流。TCA 时如胸外按压无法有效实施也可以酌情考虑其他有效的 CPR 方法(如开胸直接心脏挤压)。

6) 心包填塞:心包填塞多见于穿通伤和心脏外科患者,针对不同的病情采用复苏性开胸术或心包穿刺术(超声引导下)处理。胸外按压无法有效实施也可以酌情考虑其他有效的 CPR 方法(如开胸直接心脏挤压)。

7) 血栓。

(1) 肺栓塞:肺栓塞起病隐匿,可表现为突发的气促、胸痛、咳嗽、咯血或 CA 等;多有深静脉血栓、近 4 周手术或制动史、肿瘤、口服避孕药或长途飞行的病史;可有特征性的心电图表现等。出现 CA 时多表现为无脉性电活动(pulseless electrical activity,PEA),CPR 时呼气末二氧化碳分压(end-tidal carbon dioxide pressure,$PETCO_2$)降低。肺栓塞引起 CA 的总体生存率不高,CPR 的同时可考虑静脉溶栓治疗。溶栓治疗可能有效,但不能延误。一旦开始溶栓治疗,CPR 的时间应该维持至少 60～90 分钟。为保证持续的 CPR 质量,可以考虑机械复苏。如果有条件和团队,可以考虑应用体外膜肺(extracorporeal cardiopulmonary resuscitation,ECPR)。可以采用,但不建议手术取栓或机械取栓;经皮取栓术的效果缺乏数据支持。复苏成功后应该注意长时间复苏后复苏相关性损伤。

(2) 冠脉栓塞:院外心搏骤停(out of hospital cardiac arrest,OHCA)绝大多数是由冠心病(coronary artery disease,CHD)引起的。如果初始心律为 VF,诱发 CA 的原因最有可能是冠脉血栓形成。CPR 成功后应尽快安全转运到能进行经皮冠脉介入治疗(percutaneous coronary intervention,PCI)的医院实施介入治疗;如大血管堵塞,可考虑在机械复苏装置的协助下尽快转运患者,并在导管室完成冠脉的再灌注治疗。考虑在机械复苏装置(A-CPR)的协助下尽快转运患者,并在导管室完成冠脉的再灌注治疗。如果条件具备,甚至可以在 ECPR 的支持下将患者尽快转运到院内实施冠脉再通的治疗。保证高质量 CPR 的同时快速转运并能迅速将患者送入导管室,但这需要极佳的院内、院外无缝隙连接和配合,这能提高抢救成功率。

8) 中毒:总体上来说,因中毒导致的 CA 发生率不高,但临床常见因中毒入院者。中毒的主要原因包括药物,生产用品中毒,也少见于工业事故、战争和恐怖袭击。近年来,还应警惕毒品中毒的可能。对于考虑中毒引起的 CA,立即 CPR,怀疑阿片类中毒的患者应及时给予纳洛酮(肌内注射 0.4 mg,或鼻内使用 2 mg,可在 4 分钟后重复给药)。对中毒引起的 CA 患者复苏时还应注意:当遇到原因不明的 CA 时,特别是不止 1 例患者时,应警惕中毒可能,且应注意施救者个人安全;避免为化学品中毒患者实施口对口人工通气;使用电治疗方式处理致命性心律失常;尝试鉴别中毒类型;测量体温;做很长时间复苏的准备,尤其对年轻患者;对于严重中毒的患者特殊治疗(超剂量用药,非标准药物治疗、长时间 CPR、ECPR、血液透析等)可能有效;向当地中毒中心咨询;利用网络资源。

3. 特殊环境

1) 医疗场所内 CA。

(1) 围手术期 CA。过去几十年间,尽管常规手术的安全性提高很多,但围手术期 CA 仍不可避免,尤其在老年患者和急诊手术时发生。此外,2 岁以下幼儿、心血管呼吸系统并发症、术前休克状态和手术部位都被认为是围手术期 CA 的危险因素。麻醉意外也是围手术期 CA 的原因之一,但总体比例不高。围手术期 CA 的生存预后较好。针对围手术期 CA 应采取的措施包括:术前管理,严密监测生命体征,高风险患者监测有创血压,及时发现 CA;诱导麻醉前使用粘贴式电极片;确保足够的静脉通道,备好复苏药物;监测患者体温,加温输注液体。CPR 时,遵循标准复苏流程;调节手术台至最佳的 CPR 位置;辨识 CA 原因并处理;若局部麻醉药中毒,立即静脉输入 20% 的脂肪乳;监测 CPR 质量;团队复苏原则。

(2) 心导管室内 CA:心导管室内 CA 的主要原因是急性心肌梗死(acute myocardial infarction,AMI),也可能是血管造影时的并发症。处理的关键在于及时通过心电监测等发现 VF 并快速反应——除颤。要求高危患者进入心导管室就应该采用粘贴式电极片监测并准备除颤。与标准复苏流程不同,在心导管室的严密监测下,可采用连续除颤策略,即首次除颤后仍为 VF,可立即再次除颤。如果连续 3 次除颤不成功,则应立即实施 CPR,同时尽快并继续完成介入检查和治疗,开通堵塞的血管后再予电除颤。如果心电监测是 PEA,则应立即使用心脏超声确认是否发生了心包填塞。

(3) 透析室内 CA:血透室内发生 CA,应遵循以下步骤,呼叫复苏团队或寻找专业人士;遵循标准复苏流程;指挥受训的护士操作血透机;停止超滤,给予容量负荷;将机器内血回输患者体内,脱机;保留透析用通道畅通,可用于给药;小心潮湿的表面;尽量减少除颤延误的时间。复苏时应考虑电解质紊乱等可逆的病因。

(4) 牙科诊室内 CA:牙科诊室内出现 CA,应遵循以下步骤,一旦患者突发意识丧失,立即呼救;检查患者口腔,移出所有固态物体,防止气道堵塞;调节诊床至水平位,便于实施 CPR;保持气道通畅,使用球囊面罩保持通气。

2) 转运途中的 CA。当在商业航班遇到 CA 时,应该遵循以下步骤:主动向乘务员介绍个人的职业资历;一旦发生 CA,飞机座椅处的局限空间不能满足 CPR,将患者移至过道或紧急出口处立即胸外按压;CPR 时给复苏球囊供氧;要求备降附近的机场,转送患者至当地医院;询问空乘人员是否有空中医疗咨询支持;带监视器的 AED 可用于心律监测;在法律上只有医生能够宣布飞机上患者死亡。

3) 体育赛事的 CA。心脏性猝死是运动员训练和比赛期间最常见的原因。肥厚性心肌病、右心室心肌病和先天性冠脉异常是常见的原因,还有部分患者是由于直接的心区撞击后引起的 CA,也称之为心震荡。无论什么原因引起的 CA,都应立即反应:要有专用通道,可以快速到达现场提供救治;施救者立即进行高质量的胸外按压;呼救帮助,取到 AED,快速除颤,为运动员的生存提供最佳机会,运动场馆应该有救护车准用通道;运动员 ROSC 后,应该将患者尽量转送到最近的心脏中心。

4) 淹溺引起的 CA。遵循标准 CPR 流程的同时,对溺水者复苏还应该注意:确认患者没有意识和呼吸后,启动应急反应系统;开放气道;给予抢救性呼吸:连续给予 5 次通气,如有可能给氧;实施高质量 CPR;在使用 AED 前擦干患者胸部;CPR 过程中患者口部会有大量泡沫产生,不用急于清除,待急救人员到达并进行了气管插管后,再使用吸引器清除口腔异物,有时需要持续吸引。临床上难于对溺水患者作出终止复苏的决定,没有单一的指标能够准确确定生存预后。因此,应该持续复苏,直到有明确证据证实复苏尝试无效(如严重的创伤、尸僵、腐烂等)或者无法将患者快速转交给医疗机构。

4. 特殊人群

(1) 孕妇:妇女怀孕时生理上会有显著的改变,包括心排血量(cardiac output,CO)、血容量、每分通气量和氧耗的增加,而且孕妇平卧时,增大的子宫会对髂部和腹部的血管产生明显压力,导致 CO 下降及低血压,最终容易引发 CA。一旦孕妇出现 CA,复苏时应该注意尽早寻求专家(产科和新生儿科)帮助;基于标准流程开始 CPR;确保高质量的按压并减少按压中断;胸外按压的部位位于比标准位稍高的位置;使孕妇平卧于质硬平面,双手将子宫移向产妇的左侧,减轻对腹腔的压迫;随时准备终止妊娠,剖宫产。对于明确无法复苏的严重创伤孕妇,复苏措施明显无效,应该立即(4 分钟内)行剖宫产。但对于临床行紧急剖宫产的决策往往较复杂,应该取决于病患因素(CA 的原因、胎龄等),抢救团队的临床能力以及系统资源。

(2) 老年人:在我国发生 CA 者大部分还是老年人,随着年龄的增长,其 CHD 和慢性心衰的发病率也逐渐增长,CA 的发生率也随之增长,而且起病时初始心律为 PEA 的比例也增加。重视对老年人围 CA 期的治疗,及时发现并处理可能引发 CA 的病因,如低血容量、休克、缺氧等,且年龄增大与生存预后呈负相关。对老年人实施 CPR 时采用标准流程,但更容易出现肋骨骨折等复苏相关并发症,为保证高质量 CPR 可选择腹部提压 CPR 方法。

(3) 常规终止时限与超长 CPR:一般情况下,患者 CA 行 CPR 30 分钟后,未见 ROSC,评估脑功能有不可逆表现,预测复苏无望,则宣告终止 CPR。对于部分特殊 CA 患者,应该根据患者具体情况,充分认识到适当延长 CPR 时间,有可能获得成功。生物机体在假死状态下能量的产生和消耗都会发生戏剧性的减少,甚至会具有一些特殊的抵抗环境压力的能力,例如极端的温度、缺氧以及一些物理损伤。尤其是随着对疾病的认识和现代科技的进步,对部分 CA 患者,通过适当延长 CPR 时间,可成功挽救患者的生命。考虑实施超长时限 CPR 的情况包括:CA 的产生是由于特殊的病因,例如淹溺、低温、强光损伤、药物中毒等。患者为特殊的群体,尤其是 5 岁以下儿童终止 CPR 时需特别谨慎。因小儿对损伤的耐受力较成人强,即使神经系统检查已经出现无反应状态,某些重要的脑功能仍可恢复。CA 发生在特殊的条件下,例如手术室内在手术麻醉的状态下实施 CPR,CA 患者一直使用机械复苏装置保持高质量的CPR,使用 ECPR 等。目前,对于 CPR 的持续时间没有严格的规定。从某种意义上说,不应该仅根据复苏的持续时间来决定继续或停止 CPR,影响 CPR 患者预后的因素包括患者的一般状况、CA 病因的可逆性、CPR 开始的时间、CPR 质量以及体外膜肺氧合(extracorporeal membrane oxygenation,ECMO)技术等的应用。患者低龄、原发病为 AMI、能够去除引发 CA 的病因(如低体温、肺栓塞)等特征预示患者预后良好,故因人而异或"超长 CPR"也可以抢救成功并康复。

第九讲　临终护理和医疗文件的书写

第一部分　课前检测

1. 目前医学界多以下列哪一项作为判断死亡的依据?（　　）

A. 脑死亡　　　　　　　　　B. 心跳停止　　　　　　　　C. 各种反射消失

D. 呼吸停止　　　　　　　　E. 呼吸心跳都停止

2. 临床死亡的分期为（　　）。

①临终期②濒死期③临床死亡期④脑死亡期⑤生物学死亡期

A. ①②④　　　B. ②③⑤　　　C. ①③④　　　D. ①③⑤　　　E. ①②⑤

3. 尸斑多出现在死亡后（　　）。

A. 1～2 小时　　　　　　　　B. 6～8 小时　　　　　　　　C. 4～6 小时

D. 2～4 小时　　　　　　　　E. 8～10 小时

4. 心理反应处于否认期的临终患者常表现为（　　）。

A. 忧郁、悲哀　　　　　　　　　　　　　　B. 表情淡漠、嗜睡

C. 配合治疗,想尽办法延长寿命　　　　　D. 不承认自己的病情,认为"不可能"

E. 心情不好对工作人员发脾气

5. 住院期间排在病例首页的是（　　）。

A. 体温单　　　　　　　　　　B. 住院病历首页　　　　　　C. 长期医嘱单

D. 临时医嘱单　　　　　　　　E. 入院记录

6. 护士处理医嘱时,应先执行（　　）。

A. 停止医嘱　　　　　　　　　B. 临时医嘱　　　　　　　　C. 临时备用医嘱

D. 长期备用医嘱　　　　　　　E. 新开的长期医嘱

7. 长期医嘱的有效期在（　　）。

A. 12 小时以上　　　　　　　　B. 20 小时以上　　　　　　　C. 24 小时以上

D. 36 小时以上　　　　　　　　E. 48 小时以上

8. 书写病区报告时,应先书写的患者是（　　）。

A. 出院患者　　　　　　　　　B. 危重患者　　　　　　　　C. 新入院患者

D. 行特殊治疗的患者　　　　　E. 施行手术的患者

9. 特别护理记录单一般不需用于( )。

A. 骨折治疗期间卧床的患者　　B. 需严密观察病情的患者　　C. 危重患者

D. 大手术后患者　　　　　　　E. 行特殊治疗的患者

10. 下列有关医疗与护理文件管理要求的描述正确的一项是( )。

A. 患者不得复印医嘱单

B. 未经护士同意,患者不得随意翻阅

C. 患者出院后,特别记录单送病案室保存 2 年

D. 医疗与护理文件按规定放置,用后必须放回原处

E. 发生医疗事故纠纷时,封存的病历资料不可以是复印件

课前检测参考答案:1. A;2. B;3. D;4. D;5. A;6. B;7. C;8. A;9. A;10. D。

第二部分　翻转内容

一、临终关怀

【个人任务　辩论赛】安乐死

"作家琼瑶突发公开信交代身后事,声明支持安乐死",79 岁的台湾知名作家琼瑶女士 2017 年 3 月 12 日在个人脸书(Facebook)发布一封《写给儿子和儿媳的一封公开信》,文中表明自己支持安乐死,并向亲人叮嘱最后的"急救措施"全部不需要,帮我"尊严死"就是你们的责任! 你的观点如何呢? 请同学们进行一场与安乐死有关的辩论赛。

参考答案:①正方观点(支持安乐死):安乐死体现了对生命尊严的维护和对生命权的尊重,是社会文明进步的一种表现,体现了人道主义的价值追求,患者应有尊严死去的自主权;安乐死有助于减轻患者的痛苦和患者家属的负担;将大量的医学资源用来勉强延长一个生命意义丧失、不可避免地要死亡的患者的生命,不利于社会资源的合理分配。

②反方观点(反对安乐死):有更多更好的方法来减轻生命之苦;想要安乐死并不代表患者想结束生命,他们只是被困在一张自欺欺人的网中;安乐死鼓励了心理脆弱的人轻易结束生命;安乐死合法化会害死越来越多的生命;安乐死合法化会改变公众良知;安乐死合法化表示生命没有存在的意义;安乐死会侵蚀医学研究;安乐死会破坏患者对医疗事业的信任;安乐死赋予医生太多的杀人主动权;安乐死就是谋杀。

知识拓展

安乐死案例分享

案例 1:一位患者被告知患了子宫癌,当医生询问他是开刀、放疗还是化疗时,她说我想出去看看。于是便和家人开始了说走就走的旅行,甚至还体验了热气球,一路上充满了欢笑和喜悦。患者对即将到来的死亡有自己的选择,这些选择因人而异,比

如有些患者会希望自己最后的时光能在家里度过,有的患者会说:"我想保持社交的权利,我不想躺在那里四肢瘫痪,靠呼吸机活着,如果这样不如让我死吧。"尤其是有宗教信仰的患者,我们要尊重患者的选择。

案例2:伦敦残奥会上,摘得女子 T52 类比赛中的 100 米金牌、200 米银牌的玛丽克·福沃特,申请了安乐死。她说:"人们总是看到我获得金牌后的胜利的笑容,但是没有人能够看到在极度病痛中,在黑暗里挣扎的我。"残奥会对于各国运动员来说,或许是人生新的起点,但对于玛丽克·福沃特来说,却是遗愿清单的一项。"每天我都承受疼痛,甚至有时痛到晚上不能睡觉,刚睡上十分钟就要爬起来训练。尽管我需要与疾病进行斗争,但仍然十分刻苦地训练。我希望可以在领奖台上结束我的职业生涯。"对于未来,福沃特希望对自己做个了结,采取安乐死的方式结束自己的痛苦。

案例3:2016 年 8 月,美国加州的一名 41 岁女艺术家贝琪·戴维斯,在患肌萎缩性脊髓侧索硬化症(也称渐冻人症)3 年后,选择与亲友欢聚告别后安乐死,她也是加州执行安乐死新法后第一位以此方式告别人世者。不同于我们印象中笼罩在悲伤气氛中的葬礼,贝琪将自己的告别仪式办得轻松愉快,朋友们从各地赶来,陪伴她度过了人生的最后时刻。

希望进行安乐死的人都是各种疾病的晚期,患者承受着疾病带来的严重痛苦,但是在中国安乐死仍然没有合法化。对于那些在疾病末期的患者,医护人员要做好临终关怀,对于那些希望安乐死的人更要做好临终关怀,减轻他们的痛苦。

【个人任务　问与答】什么是临终关怀?

参考答案:临终关怀是指由社会各层次组成的团队向临终患者及其家属提供的包括生理、心理和社会等方面的一种全面性支持和照料。

【个人任务　问与答】临终关怀的理念包括哪些内容?

参考答案:临终关怀的理念包括,从以治愈为主的治疗转为以对症为主的照料,维护人的尊严和权利,提高患者生命质量,加强死亡教育,提供全面整体的照护。

【个人任务　问与答】如何理解"以治愈为主的治疗转为以对症为主的照料"的含义?

参考答案:如果疾病真的无法治愈,死亡不可避免,医疗的目标应从治愈转为照料,此时关注的重点不是"病"而是"人",工作的重点也不是促进患者恢复健康而是控制症状,减轻患者的痛苦,使患者觉得安宁、舒适。

【个人任务　问与答】如何维护临终患者的尊严和权利?

参考答案:实行人道主义,维护和保护患者的价值、尊严和权利,允许患者保留原有的生活方式,尽量满足其合理需求,维护患者的个人隐私和权利,鼓励患者参与医护方案的制定等。

【个人任务　问与答】如何提高临终患者的生命质量?

参考答案:缓解不适是提高生命质量的一个方面,另一方面是陪伴,在可控的病痛下允许患者与家人一起共度温暖时光。回家和家人在一起满足了患者爱与归属的需要,使患者在心理上舒适。

【个人任务　问与答】开展死亡教育的目的有哪些?

参考答案：①加强死亡教育是为了使患者能够消除对死亡的恐惧感，正视死亡，有计划地安排余下的生活。②进行死亡教育可以帮助患者家属适应患者病情的变化和死亡，帮助他们缩短哀伤的过程，同时也可以认识自己继续生存的意义和价值。

我国传统文化普遍表现出来的特点是对生命的珍重，对死亡的恐惧。但有研究表明，临终事情告知癌症晚期患者可以减少心理精神等方面的不安情绪。生命是有限的，死亡是必然的过程，但是开口告知患者时日不多，让患者思考死亡是一件很困难的事情。不管是谁都很难接受生命不如自己期望的那么长这件事情，患者及家属在听到这些时会非常难过，这是一个很沉重的话题。但知道自己时日不多对患者来说是非常重要的，因为患者还有事想做，还有话想说，还有人想见，这样能比较充分地利用时间。这个时候医护人员关注的并不是患者能活的时间更长一点，而是患者的优先选择，如果不问患者、不跟患者讨论，医护人员就无法知道患者此时认为最重要的是什么。所以即便讨论这件事情很难，还是应该尽早地去做这件事情，这样患者就会有更充裕的时间安排自己的生活。

在谈这件事的时候要去思考如何去谈，同时也需要注意自己的语言。比如你可以告诉患者"你的癌症在恶化，我想我们现在应该谈谈最糟糕的事情"，或者"你的病情加重了，治疗没有起到什么作用，我们想谈谈比较棘手的话题"，或者"你还有哪些想做的事情，想怎样完成？"等。

【个人任务　问与答】当你告知某位患者，他的病情很糟糕，已进入临终阶段时，患者不停地哭泣，这时你应该如何处理呢？

参考答案：面对这样情绪起伏较大，或者不想谈这件事情的患者，可以先暂停谈话。下次再找时间来谈这个内容，把时间拉长，一点一点地把坏消息告诉患者。还可以上前去握住患者的手或者扶住患者的肩膀等，通过非语言行为给患者以支持。

大学生魏则西罹患"滑膜肉瘤"，通过百度搜索找到武警北京总队第二医院，医生称从国外引进的疗法可"保20年"。在接受4次治疗、花费20余万元后，仍没有明显效果，魏则西于2016年4月12日去世。魏则西在得知自己身患绝症后的主要痛苦：生理痛苦，真的太痛苦了，癌痛真的不是没有经历的人可以想象的。我是独子，实在不放心我爸我妈。我活了二十一岁，主题就是学习，结果好不容易快学出来了，命却快没了。当时国内基本上没有什么办法，出国治又没钱，而且还没有什么医院有非常有效治疗的方法。

【个人任务　问与答】魏则西留下的生命考题，如果你是魏则西，在得知自己身患绝症后会怎么做呢？

参考答案：两种观点：①和魏则西一样，尽量接受治疗，不要轻言放弃，努力延长生命，也许会出现奇迹。②姑息治疗，只接受一些缓解症状和促进舒服的治疗，做自己想做的事情，用自己最后的生命来陪伴和报答父母，不增加父母的负担。

二、临终患者及家属的护理

【个人任务　问与答】临终患者会出现哪些生理表现？

参考答案：临终患者会出现的生理表现有肌肉张力丧失、循环功能减退、胃肠道蠕动逐渐减弱、呼吸功能减退、感知觉和意识改变、疼痛。

【个人任务　问与答】如何减轻临终患者的疼痛？

参考答案：疼痛是临终患者最常见、最主要的症状，控制疼痛是促进临终患者舒服的最主要措施。观察临终患者疼痛的性质、部位、程度、持续时间及发作规律，护士适当引导患者转移注意力,尽可能采取其他方法,如音乐疗法、按摩、放松术、针灸疗法等,从而减轻疼痛,若患者选择药物止痛,可采用 WHO 推荐的三步阶梯疗法控制疼痛,注意观察用药反应,把握好用药的阶段,选择恰当剂量和给药方式,达到控制疼痛的目的。

知识拓展

缓解疼痛的方式之一——指导式想象语

　　播放音乐"夜色钢琴曲—瞬间的永恒"的同时缓慢地给患者读指导式想象语:现在请你躺好,轻轻地闭上你的眼睛,随着这优美的音乐,让心情慢慢平复,让你的身体慢慢地全面放松下来……放松……现在你已经完全放松了,你内心平静自然,心无杂念。此时此刻,你的心灵慢慢升起,离开你的躯体,来到一片风景优美的草地上。这是一个初夏的午后,你迎着轻轻的微风,缓缓地走在这一望无际的绿油油的草地上,草地上点缀的星星点点的小花随着轻风微微地点着头。你来到不远处的小湖边,湖心一片连绵的荷叶浮在清澈的水面上,含苞待放的荷花婀娜地立在其间,偶有几只蜻蜓点水飞过,湖面便荡起圈圈涟漪。此时,你看着眼前的美景感觉你的身心豁然开朗,有一种非常舒适的感觉在你的身体里蔓延开来。你席地而坐,慢慢地躺在柔软的草地上,你闭上眼睛,享受着美妙的时刻。你深深地吸了一口气,略带花草香味、清新的空气一直渗入你的心里,渗入你的身上的每一个细胞,你整个身心都慢慢慢慢地融入这美丽的大自然之中。暖暖的阳光温柔地照在你的身上,微风轻轻地拂过你的脸庞,此时你的一切烦恼、忧愁、恐惧、沮丧,在这阳光的照射和微风的吹拂下都一去不复返了,你感到自己的身心非常放松,非常安逸,非常舒适。湛蓝的天空中飘着几朵白云,轻盈地如棉絮般,你感觉你坐在了一片白云上,随着它慢慢漂移,你感到绵软而踏实、自由自在、无拘无束,你的内心充满了宁静祥和,一种舒适平安的感觉慢慢地聚集到你的心里,你感觉到自己的身心非常安逸,非常放松,非常舒适,非常平安,请你慢慢体验一下这种放松后愉悦的感觉……现在,你的心灵随着白云渐渐地漂移到你的躯体,慢慢地与你的身体合二为一,你觉得浑身都充满了力量,心情特别愉快,你的头脑开始渐渐清醒,思维越来越敏捷,反应也更加灵活,眼睛也非常有神气,你特别想下来走走,散散步,听听音乐。准备好了吗? 好,请你慢慢地睁开眼睛,你觉得头脑清醒,思维敏捷,浑身都充满了力量,你想马上起来出去散散步。

【个人任务　问与答】如何促进临终患者的舒适?

　　参考答案:促进临终患者舒适的措施如下。①维持良好、舒适体位:可以建立翻身卡,定时翻身,避免局部长期受压,促进血液循环,防止压疮产生。②加强皮肤护理:对大小便失禁患者,注意保持会阴,肛门周围皮肤的清洁干燥,大量出汗时,及时擦洗,勤换衣裤,保持床单位清洁干燥。③加强口腔护理:在晨起、餐后和睡前协助患者漱口,保持口腔卫生。每天检查患者的口腔黏膜是否干燥或是否有疼痛或是否有感染症状,口唇干裂者可涂液状石蜡,有溃疡或真菌感染者酌情涂药,对于口腔卫生状况较差并且有明显疼痛者,可用稀释的利多卡因和洗必泰含漱剂清洗口腔。

【个人任务　问与答】临终患者最后消失的感知觉功能是哪一个?

　　参考答案:临终患者最后消失的感知觉是听觉。

【个人任务 问与答】临终患者的心理反应过程分为哪几个阶段？

参考答案：临终患者的心理反应过程分为五个阶段：否认期、愤怒期、协议期、忧郁期、接受期。这五个阶段并非完全按顺序发生和发展，有较大的个体差异性，有的提前，有的推后，甚至有的重合，在临床工作中，护士应根据个体的实际情况进行具体分析和处理。

【个人任务 问与答】否认期的临终患者会出现什么样的反应？

参考答案：患者的心理反应是不接受即将面对的死亡，认为"不可能""弄错了"，四处求医希望推翻诊断。这是一种心理防御机制，旨在能有更多时间调整自己去面对死亡。此期是个体得知自己即将死亡的第一个反应，对这种心理应激的适应时间长短因人而异，大部分患者几乎能很快停止否认，而有的患者直到迫近死亡仍处于否认期。

【个人任务 问与答】如何护理处于否认期的临终患者？

参考答案：①护士应具有真诚、忠实的态度，不要轻易揭露患者的防卫机制，也不要欺骗患者。尊重患者反应，帮助面对现实，坦诚温和地回答患者对病情的询问，注意保持与其他医护人员及家属对患者病情说法的一致性。②注意维持患者适当的希望，应根据患者对其病情的认识程度进行沟通，耐心倾听患者的诉说，在沟通中注意因势利导，循循善诱，实施正确的人生观、死亡观的教育，使患者逐步面对现实。③经常陪伴在患者身旁，注意非语言交流技巧的使用，尽量满足患者心理方面的需求，使他们感受到护理人员给予的温暖和关怀。

【个人任务 问与答】愤怒期的临终患者会出现什么样的反应？

参考答案：愤怒期的临终患者常表现为生气与激怒，对任何事情都不合意，患者常会愤愤地想"为什么是我？""老天太不公平！""我怎么就这么倒霉？"将愤怒的情绪向医护人员、朋友、家属等接近他的人发泄，或对医院的制度、治疗等方面表示不满，以弥补内心的不平。

【个人任务 问与答】如何护理处于愤怒期的临终患者？

参考答案：①护士要有爱心和耐心，认真地倾听患者的倾诉，应将患者的发怒看成是一种有益健康的正常行为，允许患者以发怒、抱怨、不合作行为来宣泄内心的不满、恐惧，同时应注意预防意外事件的发生。②给患者提供表达或发泄内心情感的适宜环境。③做好患者家属和朋友的工作，给予患者关爱、理解、同情和宽容。

【个人任务 问与答】协议期的临终患者会出现什么样的反应？

参考答案：患者开始接受自己已患癌症的现实，期盼能延长生命，认为许愿或做善事能扭转死亡的命运，提出种种要求。有的患者为了尽量延长生命，作出许多承诺作为交换条件，出现"请让我好起来，我一定……"的心理。此期患者变得和善，对自己的病情抱有希望，能配合治疗。

【个人任务 问与答】如何护理处于协议期的临终患者？

参考答案：①护士应积极主动地关心和指导患者，加强护理，尽量满足患者的需要，使患者更好地配合治疗，以减轻痛苦、控制症状。②为了不让患者失望，对于患者提出的各种要求，护士应尽可能地给予应答，以满足患者的心理需求。最重要的还是给予患者更多的关爱。③护士应鼓励患者说出内心的感受，尊重患者的信仰，积极教育和引导，减轻患者的压力。

【个人任务 问与答】忧郁期的临终患者会出现什么样的反应？

参考答案：患者已不得不面对所患疾病的现实，身体状况日益恶化，症状愈加明显，因而产生绝望。有的患者当发现身体状况日益恶化，协商无法阻止死亡来临时，就产生了很强烈的失落感"好吧,那就是我",出现悲伤、退缩、低落、沉默、哭泣等反应,要求与亲朋好友见面,希望有他喜爱的人陪伴照顾。对周围事物淡漠,语言减少,反应迟钝,对任何东西均不感兴趣。

【个人任务 问与答】如何护理处于忧郁期的临终患者?

参考答案:①护士应多给予患者同情和照顾、鼓励和支持,使其增强信心。②护士应经常陪伴患者,允许其以不同的方式发泄情感,如忧伤、哭泣等。③创造舒适环境,鼓励患者保持自我形象和尊严。④尽量取得社会方面的支持,给予精神上的安慰,安排亲朋好友见面,并尽量让家属多陪伴在其身旁。⑤密切观察患者,注意心理疏导和合理的死亡教育,预防患者的自杀倾向。

【个人任务 问与答】接受期的临终患者会出现什么样的反应?

参考答案:患者已对自己即将面临死亡有所准备,极度疲劳衰弱,常处于嗜睡状态,感情淡漠,表现平静。有的患者在一切的努力、挣扎之后变得平静,产生"好吧,既然是我,那就去面对吧"的心理,接受即将面临死亡的事实,喜欢独处,睡眠时间增加,静等死亡的到来。

【个人任务 问与答】如何护理处于接受期的临终患者?

参考答案:①护士应积极主动地帮助患者了却未完成的心愿,继续给予关心和支持。②尊重患者,不要强迫与其交谈。③给予临终患者安静、舒适的环境,减少外界干扰。④加强临终护理,使患者平静、安详、有尊严地离开人间。减轻患者的压力。

【小组任务 小组讨论1】

患者,张某,男,50岁,诊断为右胸膜间皮瘤,多次入住7楼肿瘤科行放疗、化疗,因疼痛剧烈而使用强吗啡类镇痛剂。本次入院后患者一般情况差,进食极少,胸闷气促日渐加重,疼痛无法有效控制,情绪反复无常,坐卧不安,常常蜷曲在床旁椅上,整夜不能入睡,曾多次有自杀倾向均被阻止。患者经济富裕、朋友多、住院期间家人照顾周到,住在单人病房。

事发当日晚21:55,护士交班查房时见该患者半卧于床上,表情极度痛苦,随即报告医生,随医生一起到病房再次查看及评估患者疼痛后,医生返回办公室开医嘱,护士根据医嘱到治疗室抽取吗啡注射液。约22:00,患者特意支开其陪同人员到医护办公室询问,护士即带吗啡注射液和口服止痛药物前往病房准备执行医嘱。到病房门口时发现病房门被反锁,大声呼叫患者名字,无应答。护士马上返回到医护办公室取病房钥匙,并通知值班医生迅速前往病房。打开病房门,发现阳台窗户已打开,从窗户向下望,隐约可见一患者仰卧于一楼后花园草地上。立即启动自杀应急预案,医生、护士奔赴现场查看确认,同时打电话给科主任、院内保安及院总值汇报,并由院内保安负责报警协助处理。现场查看患者,经现场抢救无效死亡。患者家属理解患者发病两年来承受了难以想象的精神及肉体上的痛苦,对患者跳楼自杀死亡无异议,无赔偿。

请问:导致此事件发生的原因有哪些?针对此事件可以给予哪些纠正措施?

参考答案:

1.事件原因分析:

(1)直接原因:难以忍受的躯体痛苦。

(2)环境的安全保障性差:7楼,患者住单间,房门可上锁、窗户可全部打开。

(3)发生事件的时机特殊:夜间1名护士值班,陪护被患者特意支开。

(4)医护人员有效干预控制癌痛的技术与方法可能不足,未能有效地控制患者的疼痛。

(5)没有专业心理辅导师,虽有预见性了解患者有自杀倾向,但无法深入了解患者心理,未能有效疏导患者。

2. 纠正措施：

(1) 第一时间启动患者自杀应急预案，医护人员抢救同时报告相关职能部门、报警，现场处置妥善，未造成后续不良影响。

(2) 对自杀事件进行记录，内容包括患者的基本情况、自杀时间、采取的处理措施、转归等。

(3) 做好家属及病区其他病友的安抚工作，尤其对情绪低落，有自杀倾向的患者，及时进行开导，并与家属沟通，以防短期内模仿自杀案例发生。

(4) 做好值班医生与护士的心理疏导。

(5) 科室组织讨论，分析导致患者自杀事件发生的危险因素与环节，对存在的问题持续改进。

(6) 填报不良事件报告单，报告医务科、护理部，医院安全管理小组定期组织讨论与分析改进。

【个人任务　课间检测】

患者，李某，56岁，司机，半年前被诊断支气管肺癌，当时患者认为可能是医生诊断错误，曾多家医院复查被证实诊断无误。近几月来，病情日趋恶化，治疗效果不明显，患者心情抑郁，哀伤，常暗自哭泣，情绪极度消沉，请问：①此患者曾经历了哪个阶段心理反应？②目前患者处于哪个阶段的心理反应？③应为其采取哪些支持性护理措施？

参考答案：①患者曾经历了否认期、忧郁期。②目前患者处于忧郁期。③对该患者可以采取的支持性措施：应多给予患者同情和照顾，鼓励和支持，使其增强信心。应经常陪伴患者，允许其以不同的方式发泄情感，如忧伤、哭泣等。创造舒适环境，鼓励患者保持自我形象和尊严。尽量取得社会方面的支持，给予精神上的安慰，安排亲朋好友见面，并尽量让家属多陪伴在其身旁。密切观察患者，注意心理疏导和合理的死亡教育，预防患者的自杀倾向。

【个人任务　问与答】王某，70岁，肺癌晚期，吞咽困难无法进食，一个月前开始静脉营养维持生命所需。早上，王某说"想吃东西，很想吃东西"你如何满足患者这一需求？

参考答案：满足患者的需求。准备良好的进餐环境，询问患者想吃什么，有什么口味偏好，按照患者的喜好来准备食物。由于患者无法吞咽，待患者咀嚼完食物后，可以让患者将食物在嘴里含食一会儿后再吐出来，让患者体验咀嚼和享受食物的味道。待患者进食结束后，给予患者特殊口腔护理，保持口腔的清洁卫生。

三、死亡

【个人任务　问与答】什么是死亡？

参考答案：死亡是指机体作为一个整体的功能的永久停止。

【个人任务　问与答】什么是脑死亡？

参考答案：脑死亡又称全脑死亡，包括大脑、中脑、小脑和脑干的不可逆死亡，不可逆的脑死亡是生命活动结束的象征。

【个人任务　问与答】脑死亡的诊断标准包括哪些内容？

参考答案：美国哈佛医学院制定的世界上第一个脑死亡标准如下。①无感受性和反应性：对刺激完全无反应，即使剧痛刺激也不能引出反应。②无运动、无呼吸：观察1小时后，撤去人工呼吸机3分钟,仍无自主呼吸。③无反射:瞳孔散大、固定,对光反射消失、无吞咽反射、无角膜反射和无跟腱反射。④脑电波平坦。以上四条标准24小时内反复多次检查后结果无明显变化,排除体温过低(32.2 ℃以下)和刚服过巴比妥类药物等中枢神经系统抑制剂的影响,以上结果才有意义,即可宣告死亡。脑死亡已在医学界达成共识,但至今世界尚无统一的标准。我国于2013年制定了《脑死亡判定标准与技术规范(成人质控版)》。

【个人任务　问与答】死亡是一个逐渐进展的过程,可以分为哪几个阶段?

参考答案:医学上一般将死亡分为三期:濒死期、临床死亡期及生物学死亡期。

【个人任务　问与答】濒死期患者的中枢神经系统有什么特点?

参考答案:濒死期患者主要特点是中枢神经系统脑干以上部位功能处于深度抑制状态或丧失,而脑干功能依然存在,是死亡过程的开始阶段。

【个人任务　问与答】濒死期患者有哪些临床表现?

参考答案:濒死期又称临终期,主要生命器官功能极度衰弱,逐渐趋向停止的时期。患者表现为意识模糊或丧失,各种反射减弱或逐渐消失,肌张力减退或消失,循环系统功能减退,心跳减弱,血压下降,四肢发绀,皮肤湿冷。呼吸系统功能进行性减退,呼吸微弱,出现潮式呼吸或间断呼吸,代谢障碍,肠蠕动逐渐停止,感觉消失,视力下降。其持续时间因人而异,年轻患者和慢性病患者较年老患者和急性病患者濒死期长,也有某些猝死患者可不经过此期而直接进入临床死亡期。

【个人任务　问与答】临床死亡期患者的中枢神经系统有什么特点?

参考答案:临床死亡期患者的中枢神经系统抑制过程已由大脑皮质扩散到皮质下部位,延髓处于极度抑制状态。

【个人任务　问与答】临床死亡期患者有哪些临床表现?

参考答案:临床死亡期患者表现为心跳、呼吸完全停止,各种反射消失,瞳孔散大,但各种组织细胞仍有微弱而短暂的代谢活动。此期一般持续5～6分钟,若能得到及时有效的抢救治疗,生命仍有复苏可能。

【个人任务　问与答】生物学死亡期有哪些特点?

参考答案:生物学死亡期指全身器官、组织、细胞生命活动停止,也称细胞死亡,此期的特点是整个中枢神经系统出现不可逆变化,整个机体无任何复苏的可能。

【个人任务　问与答】随着生物学死亡期的进展,相继会出现哪些现象?

参考答案:随着生物学死亡期的进展,相继出现尸冷、尸斑、尸僵及尸体腐败等现象。

【个人任务　问与答】生物学死亡期最先出现的现象是哪个?

参考答案:生物学死亡期最先出现的现象是尸冷。

【个人任务　问与答】尸冷是如何产生的?

参考答案:人体死亡后因体内产热停止,散热继续,导致尸体温度逐渐下降。死亡后10小时内尸温下降速度为每小时1 ℃,10小时后每小时0.5 ℃,24小时左右,尸温与环境温度相同。

【个人任务　问与答】测量尸体温度时以哪种温度为准?

参考答案:测量尸体温度以直肠温度为标准。

【个人任务 问与答】尸斑是如何产生的？在人体死亡后多久出现？

参考答案：人体死亡后，由于血液循环停止及地心引力的作用，血液向身体最低部位坠积，皮肤呈现暗红色斑块或条纹状，即尸斑，一般在人体死亡后 2～4 小时开始出现，最易发生于尸体的最低部位。

【个人任务 问与答】尸僵发生后是如何进展的？

参考答案：人体死亡后，肌肉中的 ATP 不断分解而不能再合成，使肌肉收缩尸体变硬，即尸僵。尸僵首先从小块肌肉开始，表现为先从咬肌、颈肌开始，向下至躯干、上肢和下肢。尸僵一般在死后 1～3 小时开始出现，4～6 小时扩展至全身，12～16 小时发展至最硬，24 小时后尸僵开始减弱，肌肉逐渐变软，即尸僵缓解。

【个人任务 问与答】尸体腐败是如何产生的？

参考答案：个体死亡后，机体组织的蛋白质、脂肪和糖类因腐败细菌作用而分解的过程，即为尸体腐败。

【个人任务 问与答】尸体腐败在个体死亡后多久发生？

参考答案：尸体腐败一般在个体死亡后 24 小时开始发生，先在右下腹出现，逐渐扩展至全腹，最后波及全身，常见表现有尸臭、尸绿等。

【个人任务 课间检测】

A. 尸斑　　　　B. 尸冷　　　　C. 尸僵　　　　D. 尸体腐败　　　E. 尸臭

1. 死亡后 2～4 小时，尸体可出现哪种变化？

2. 死亡后 24 小时，哪种尸体变化最先在右下腹出现，逐渐扩展至全腹，最后波及全身？

3. 死亡后尸体最先发生的改变是哪种现象？

4. 死亡后 1～3 小时开始出现，4～6 小时扩展到全身的是哪种尸体现象？

参考答案 1. A；2. D；3. B；4. C。

四、医疗与护理文件

【个人任务 问与答】简述这些医嘱的含义。①立普妥 10 mg PO tid；②0.1% 盐酸肾上腺素 1 mL H st；③哌替啶 50 mg im q6h prn；④地西泮 5 mg po sos。

参考答案：①立普妥 10 mg PO tid——长期医嘱：立普妥口服，每日三次，每次 10 mg，服用时间为 8am、12n、4pm。②0.1% 盐酸肾上腺素 1 mL H st——临时医嘱，只执行一次，0.1% 盐酸肾上腺素 1 mL 皮下注射，立即执行。③哌替啶 50 mg im q6h prn——长期备用医嘱：哌替啶 50 mg 肌内注射，每 6 小时 1 次，必要时使用，医生注明停止时间后停止。④地西泮 5 mg po sos——临时备用医嘱：地西泮 5 mg 口服，必要时使用，12 小时有效，过期未执行则无效。

【小组任务 小组讨论 2】

患儿，王某，男，3 岁，因误服 5 mL 炉甘石洗剂急诊就诊。急诊医生准备 25% 硫酸镁 20 mL 导泻，但将口服误写成静脉注射。治疗护士心想："25% 硫酸镁能静脉注射吗？似乎不能，但又拿不准。"又想："反正是医嘱，执行医嘱是护士的责任。"于是予以静脉注射，致使患儿死于高血镁的呼吸麻痹。

请问：导致此事件发生的原因有哪些？针对此事件可以给予哪些纠正措施？

参考答案：

1.事件原因分析：

(1)直接原因：护士过分信任医生，护士的专业知识缺乏，对患者的病情、治疗情况或药物的作用不了解，不能辨析医嘱中的错误，盲目地执行医嘱，导致执行错误医嘱。

(2)护士法律观念淡薄。护理人员处于医疗服务第一线，主要考虑的是如何尽快解决患者的健康问题，忽视了服务过程中潜在的法律问题，不清楚医护双方的义务、权利，职责与法律的关系。

(3)医嘱执行、查对制度落实监督不到位，在工作中机械地执行医嘱，想当然地进行操作，导致差错的发生。

2.纠正措施：

(1)就地抢救，立即通知医生，报告医务科和科室护士长、科室主任。保护现场，写好抢救记录，安抚家属及其他患者，维护急诊科秩序，配合有关部门调查，做好交接班。

(2)检查科室医嘱执行、查对制度流程是否完善，是否建立有效监督落实措施，如果流程和常规不完善，立即组织科室全体护理人员讨论修订，交上级审定后严格执行；如流程完善，则追究个人责任。

(3)对护士进行教育和培训，提高护士的业务水平。

(4)组织科室全体护士总结学习，分析该不良事件带给我们的启示及如何杜绝此类事件的再次发生。

(5)加强医护有效沟通，护理工作是一项合作性、连续性极强而严谨的职业，要求每位护理人员必须具有高度合作意识和有效沟通，方能胜任护理工作。

【小组任务　小组讨论3】

患者，位某，65岁，因"慢性支气管炎、阻塞性肺气肿、肺心病、Ⅱ型呼吸衰竭"入住ICU。医嘱：病危，特级护理。患者某日的护理记录如下。

11:20：患者进食水饺7个，监护仪显示：SpO_2 83%。

12:50：监护仪显示：SpO_2 72%。

13:50：肌内注射呼吸兴奋剂。

14:00：监护仪显示：SpO_2 66%。

15:55：患者意识丧失，经抢救转危为安。

家属认为：患者中午吃水饺时还病情稳定，患者出现病情变化的主要原因是中班的护士打针造成的，所以拒付费用，拒不出院。

请问：导致此事件发生的原因有哪些？针对此事件可以给予哪些纠正措施？

参考答案：

1.事件原因分析：

(1)护士违反了护理记录的科学性，在进行护理记录时没有客观真实、及时准确地反映患者的病情变化、治疗效果及护理措施等。

(2)护士业务水平差。记录的内容不能准确地反映患者的病情动态，在患者病情发生了变化和血氧饱和度下降的情况下，又没有将病情变化报告医生，记录上也没体现，只是记录肌内注射呼吸兴奋剂，并且在用药后也无药物治疗效果的评价，记录内容不完善，对患者的生命体征，尤其是呼吸、心率，在护理文件中找不到记录，所以家属才认为患者出现病情变化的主要原因是中班护士打针造成的。

2.纠正措施：

（1）立即将该病历封存，不允许添加涂改。

（2）组织护士学习护理记录的书写，检查所有运行病历，将护理记录中的常见语言沟通错误进行总结并分析矫正要领。

（3）对护士进行教育和培训，提高业务水平和护理记录能力。

（4）对上班人员的资质进行筛查，认真履行护士夜班准入资格和专科护士准入资格，加强排班的合理性。

【个人任务　问与答】医疗与护理文件记录的原则包括哪些？

参考答案：及时、准确、完整、简要、清晰是书写各项医疗与护理记录的基本原则。

知识拓展

护理记录单包括的内容

护理记录单的内容具体包括以下几点。

1. 护理记录是护士根据医嘱和病情对患者在住院期间护理过程的客观记录，避免反复多次记录雷同的护理问题，而没有护理措施效果评优。根据病情有针对性地记录患者的自觉症状、情绪、心理、饮食、睡眠、大小便、皮肤情况以及患者新出现的症状和体征等。针对病情所实施的治疗措施和实施护理措施后的效果及出现的不良反应认真如实地记录。

2. 记录实验室检查的阳性结果，以便观察病情，但不要记录属于主观分析的内容。护理操作的内容应记录操作时间、关键步骤及操作中患者的情况。

3. 患者临时给药及专科患者特殊用药时应记录药品名称、剂量、用法、注意事项、用药后患者的反应等。

4. 抢救患者应记录开始抢救时间，通知医生时间，抢救时的各项治疗，护理措施实施时间与效果，死亡时间都应详细记录，补写抢救记录时应写明记录的时间和执行医嘱的时间。

5. 针对患者可能出现的健康问题，应在记录单上显现出来。

6. 专科护理方面，如"PICC置管、CVC置管、留置针、导尿、灌肠、吸痰、各种引流管"等各专科的护理措施及效果评价应在记录上显现出来。

7. 强调生命体征为记录重点。如患者有症状时医生未给予处理意见，嘱"观察"，"观察"同样也是医嘱，护士记录医嘱观察的内容。

8. 患者出院当天或前1天，应写明病情及转归情况以及需要向患者及家属要交代的健康教育指导内容等。

9. 手术患者当天要记录外出手术及回病房时间，患者的生命体征和术后伤口情况，有无引流管，以及需要向患者及家属交代的健康教育指导内容。

10. 转科记录入院时的诊断，主要治疗护理情况，会诊科室，会诊后的诊断，转入什么科室，转科时本科室的专科宣教。

11. 出院记录：针对患者不同疾病、心理、治疗护理情况，生活习惯，指导包括饮食、休息、用药、复查及有关疾病的健康知识和有关注意事项。尽量具体化，不要只写原则性的文字，要因人而异，不能千篇一律或模式化。

知识拓展

护理记录中的常见书写问题

1. 护理记录前后不一致：护理记录前后矛盾，导致无法准确判断患者病情。例如，患者前面记录病情变化时写明患者处于深昏迷状态，而在最后评价时却写成"浅昏迷，神志模糊"。

2. 护理记录与医嘱不符：有医嘱无护理措施记录，有护理措施记录无医嘱，医嘱时间与护理措施执行时间不符。例如：①某患者血压较高，医生开医嘱给予患者降压药物口服，护士给药后却未将此处理写入护理记录当中。②某高热患者物理降温，护理记录上记录了该护理措施、效果评价但医嘱单上却无该项医嘱。

3. 医护记录不吻合：面对同一位患者，医生写的记录和护理记录不吻合。例如：①某脑血栓形成患者的意识评估，医生记录为清醒，护理记录为意识模糊；②某颅内出血患者，肢体肌力医生记录2级，护理记录为3级；③某患者的年龄医生记录为35岁，护理记录为38岁。

4. 护理记录不全面：及时、准确、客观、完整记录病情变化是护理记录书写的基本要求，也是处理医疗纠纷时的原始证据。例如：①某患者尿少，护理记录呈现的是"患者尿少，已通知医生。"之后却没有动态记录处理措施及效果。②某患者心功能不全，心率120次/分，护理人员遵医嘱使用西地兰0.2 mg加生理盐水20 mL静脉推注，但在护理记录中却无该医嘱处理及使用药物后患者生命体征变化的记录。

5. 护理记录涂改与缺项：护理记录中涂改现象较多，根据《医疗事故处理条例》（中华人民共和国国务院令第351号）规定：严禁涂改、伪造、隐匿、销毁或者抢夺病历资料。例如：①对日期、时间、重要的词句、体温单或生命体征数据涂改。②对用药时间、用法及剂量的涂改。③对长期和临时医嘱签名的涂改。④缺项常见情况包括抢救记录漏项，护理记录漏签名，漏写诊断、页码、住院号及患者入院首次生命体征等。

6. 医疗术语用词不当：有的护士文字掌控能力差，医疗术语运用不当。例如：护理记录中"小便失禁"写成"尿床"。

【个人任务 课后作业】体测单的绘制

翻转课堂前一周将案例和体温单提供给学生，让学生按照案例自行完成体温单的绘制，在翻转课堂时教师逐一检查，纠正学生的错误。

姓名：张三　　性别：男　　年龄：52岁　　入院日期：2019.6.10

入院时间：6月10日　9：40am

科室：消化内科　　床号：5

入院时：　T 36.2　　　　　P 74　　　　　　　　R 16　　BP120/80　体重45 kg

2pm：　　T 36.4　　　　　P 76　　　　　　　　R 17

6pm：　　T 36.3　　　　　P 70　　　　　　　　R 18

6月11日

手术日：6月11日　　　8：30am

6am　　　T 36.4　　　　　P72（心率 84）　　　R 17　　BP 125/80

7am 尿量:1500 mL

10am	T 36.5	P 76(心率 88)	R 19
2pm	T 36.7	P 72(心率 96)	R 18

灌肠后未解大便

6pm	T 36.5	P 76(心率 94)	R 17
10pm	T 36.8	P 78(心率 96)	R 18

6月12日

7am 总结 24 h　入量 1500 mL　出量 1300 mL　尿量 1000 mL

6am	T 38.6	P 80	R 20
10am	T 39.8	P 84	R 21

物理降温后 T38.6

2pm	T 38.4	P 80	R 22 大便一次
6pm	T 39.3	P 84	R 24

物理降温后 T39.9

10pm	T 37.5	P 80	R 20

6月13日

第二次手术:2:30pm

2am	T 37.3	P 84	R 18

7am 尿量 1400 mL

6am	T 37.5	P 80	R 17
10am	T 37.2	P 84	R 18
2pm	T 37.2	P 80	R 16

大便 2 次

6pm	T 37.2	P 88	R 18
10pm	T 36.9	P 76	R 16

6月14日

2am	T 不升	P 70	R 18
6am	T 35.9	P 70	R17

7am 尿量 1500 mL

10am	T 36.2	P 78	R 18
2pm	T 36.2	P 70	R 16

大便失禁

6pm	T 36.2	P 76	R18
10pm	T 36	P 74	R 16

6月15日

2am	T 36.5	P 70	R 18
6am	T 36.7	P 70	R 17

7am 尿量 1000 mL

10am	T 36.4	P 76	R 16
2pm	T 36.2	P 70	R 16

大便 2 次

| 6pm | T 36.6 | P 76 | R 18 |
| 10pm | T 36.9 | P 74 | R 18 |

参考答案：见"体温单"(彩图2)。

第三部分　课堂检测

1. 下列不属于临终患者循环衰竭的表现是(　　)。

A. 皮肤苍白湿冷 　　　B. 四肢发绀 　　　C. 脉搏呈洪脉

D. 心音低而无力 　　　E. 血压下降

2. 临床死亡期的特征是(　　)。

A. 循环衰竭 　　　B. 肌张力丧失 　　　C. 心跳停止

D. 神志不清 　　　E. 呼吸衰竭

3. 临终患者通常最早出现的心理反应期是(　　)。

A. 愤怒期 　　B. 否认期 　　C. 协议期 　　D. 忧郁期 　　E. 接受期

4. 濒死患者最后消失的感觉是(　　)。

A. 视觉 　　B. 嗅觉 　　C. 听觉 　　D. 味觉 　　E. 触觉

5. 不符合协议期患者表现的是(　　)。

A. 患者很和善很合作 　　　B. 希望尽可能延长生命

C. 患者愤怒渐渐消失 　　　D. 患者开始接受自己患不治之症的事实

E. 患者心情伤感,郁郁寡欢

6. 患者,女性,50岁,乳腺癌晚期,自感不久于人世,常一人呆坐,泪流满面,十分悲哀。相应的护理措施是(　　)。

A. 鼓励患者增强信心 　　　B. 指导患者更好配合 　　　C. 允许家属陪伴

D. 维持患者希望 　　　E. 尽量不让患者流露失落、悲哀的情绪

7. 下列属于临时医嘱的是(　　)。

A. 病危 　　B. 一级护理 　　C. 转科 　　D. 半流质饮食 　　E. 氧气吸入 prn

8. 关于体温单眉栏部分的书写,错误的是(　　)。

A. 年龄应写患者的实足年龄,带单位

B. 填写"住院天数"栏时,从入院后第一天开始填写

C. 填写"手术(产)后天数"栏时,以手术(分娩)次日为第一天

D. 填写"日期"栏时,每页第一天应填写年、月、日

E. 若在十四天内进行第二次手术,则停写第一次手术的天数

9. 患者李某,胆结石手术后感觉到疼痛,为减轻患者疼痛,10am 医生开出医嘱:布桂嗪 100 mg im sos,此项医嘱失效时间为(　　)。

A. 当天 2pm 　　　B. 当天 10pm 　　　C. 第二日 10pm

D. 第二日 10am 　　　E. 医生开出停止时间

10. 关于重整医嘱的内容,下列哪项错误? (　　　)

A. 长期医嘱单超过 3 张即可重整医嘱

B. 当患者手术、分娩或转科时,也需重整医嘱

C. 重整医嘱红线以上的医嘱仍然有效

D. 医嘱调整项目较多需重整医嘱

E. 重整医嘱后护士需要核对

课后检测参考答案:1. C;2. C;3. B;4. C;5. E;6. C;7. C;8. B;9. B;10. C。

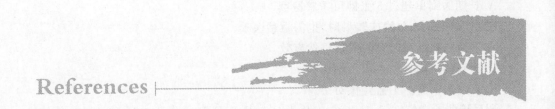

References

[1] 李小寒,尚少梅. 基础护理学[M]. 6 版. 北京:人民卫生出版社,2017.

[2] 吴惠平,宋晨. 临床护理异常事件案例分析与预防[M]. 北京:人民卫生出版社,2014.

[3] 李艳,徐兰兰,程利,等. 基础护理学慕课学习参考书[M]. 北京:科学出版社,2017.

[4] 国家卫生计生委抗菌药物临床应用与细菌耐药评价专家委员会. 青霉素皮肤试验专家共识[J]. 中华医学杂志,2017,97(40):3143-3146.

[5] 王立祥,孟庆义,余涛. 2016 中国心肺复苏专家共识[J]. 中华灾害救援医学,2017,5(01):1-23.

[6] 陈永强.《2015 年美国心脏协会心肺复苏及心血管急救指南更新》解读[J]. 中华护理杂志,2016,51(2):253-256.

彩　　图

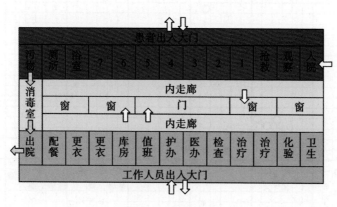

彩图1　隔离区域

体 温 单

姓名 张三　性别 男　年龄 52岁　科别 消化　床号 5　入院日期 2019-6-10　住院病历号 13783680

日　期	2019-6-10		11		12		13		14		15		16		华氏
住院天数	1		2		3		4		5		6				
手术后产后天数					1		Ⅱ-0		1		2				
时　间	上午	下午	上午	下午	上午	下午	上午	下午	上午	下午	上午	下午	上午	下午	

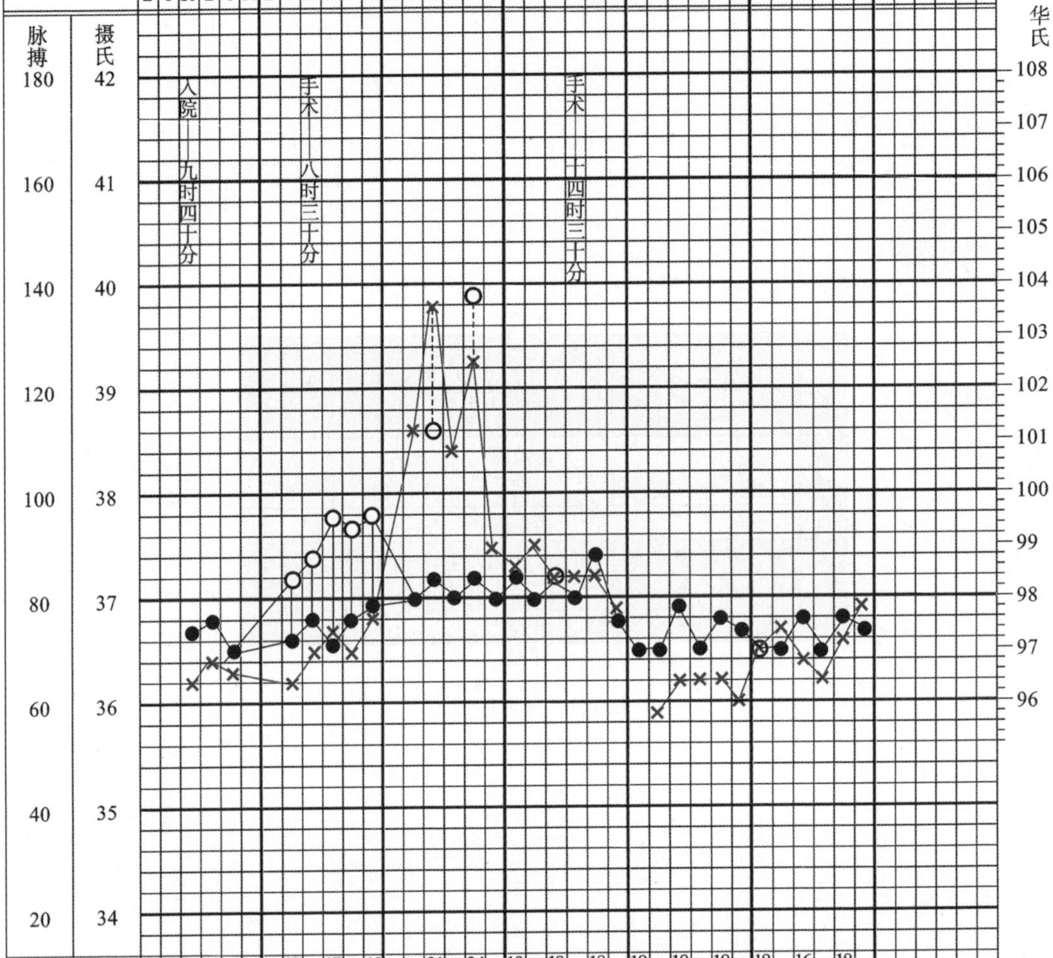

脉搏 摄氏 180/42 ... 体温脉搏曲线图（入院 九时四十分；手术 八时三十分；手术 十四时三十分）

呼　吸	17/16/18		19/18 17/18 18		21/20 22 24/20		18/20 17/17 18/16		18/20 17 18/16 16		18/18 17/16 18/18			
血压/mmHg	120/80		125/80											
体重/kg	45													
大便次数			0/E		1		2		※		2			
入量/mL			1500											
出量/mL			1300											
尿量/mL	1500		1000		1400		1500		1000					

第_____页

彩图 2　体温单